W0062942

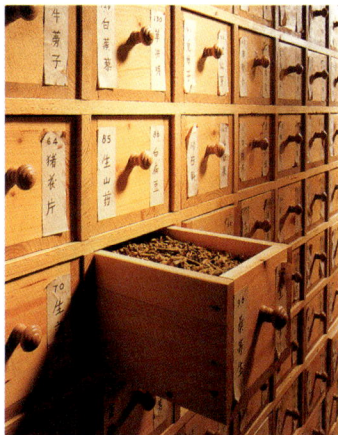

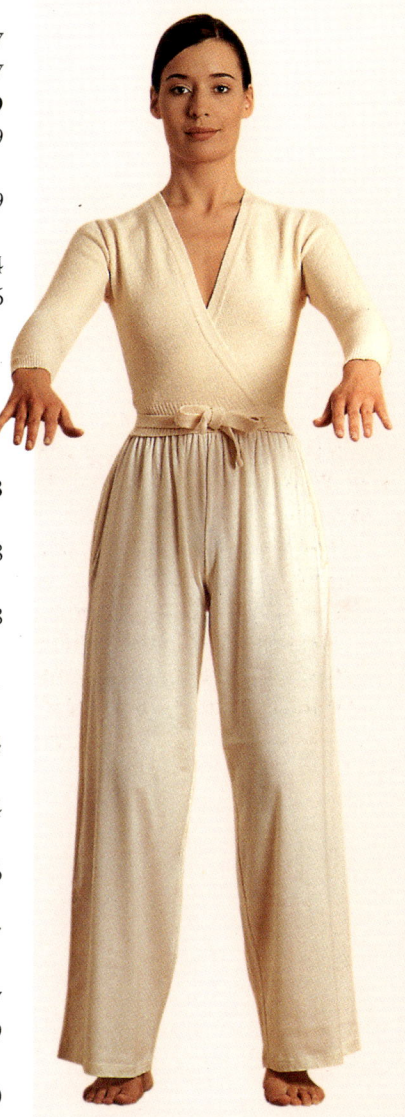

Inhalt

Bitte beachten Sie, daß dieses Buch keinen Arztbesuch ersetzen kann. Wenn Sie also unter ernsten oder lange anhaltenden Beschwerden leiden, sollten Sie sich unbedingt an einen Fachmann wenden.

Ein Wort zuvor

Die Traditionelle Chinesische Medizin (auch TCM genannt) gilt mittlerweile auch bei uns im Westen als äußerst wirksames Heilsystem. Selbst in weiten Kreisen der Schulmedizin ist sie inzwischen voll anerkannt.

Sie gründet sich auf eine Jahrtausende alte, bewährte Tradition und umfaßt viel mehr als Akupunktur. Sie bietet:

● Therapie mit Nadeln und Hitze – Akupunktur und Moxabehandlung,

● Therapie mit Naturstoffen – Arzneimitteltherapie,

● Therapie mit den Händen – Tuina-Massage,

● Entspannung und Körperbewußtsein durch meditative Atem- und Bewegungsübungen – Medizinisches Qigong,

● Muskelentspannung – Meridiangymnastik,

● Behandlung durch geeignete Nahrungsmittel und Lebensführung – chinesische Ernährungslehre.

Schulmedizin und Traditionelle Chinesische Medizin müssen nicht in Konkurrenz zueinander stehen. Sie können sich vielmehr sinnvoll ergänzen. Mit diesem Buch möchte ich dazu beitragen, mögliche Berührungsängste abzubauen, soweit sie noch vorhanden sind.

Ich möchte auch zeigen, daß jeder die Grundlagen der Chinesischen Medizin verstehen und ihre Heilmethoden erlernen kann. Ein Geheimnis des Erfolges der TCM ist es gerade, daß nicht nur ein TCM-Arzt oder -Therapeut sie anwenden kann. Mit diesem Buch werden Sie Verfahren der TCM erlernen, die Sie für sich selbst im Alltag einsetzen können: Entweder, um sich damit bei leichten Alltagsbeschwerden selbst zu helfen oder, um eine ärztliche Therapie zu unterstützen.

Sie werden erfahren, wie Sie mit Hilfe der Chinesische Heilkunst Ihre Gesundheit dauerhaft stärken, Ihre Lebensqualität verbessern und insgesamt bewußter, ganzheitlicher und zufriedener leben können. Nicht zuletzt kann die Beschäftigung mit den Lehren der Chinesischen Medizin den eigenen geistigen Horizont nachhaltig erweitern.

Ich bin mir sicher, daß die Traditionelle Chinesische Medizin auch für Sie zur einer wertvollen Bereicherung werden kann – körperlich, geistig und seelisch.

Dr. Erich Wühr, TCM-Therapeut, wissenschaftlicher Beirat an der »Ersten Deutschen Klinik für TCM«

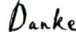

Danke

Ich bedanke mich bei meinem TCM-Lehrer Prof. Liao Jia-zhen für die stets geduldige und offene Unterweisung. Mein Dank gilt auch meinen Referentenkollegen und Freunden Dr. Stefan Hager, Dr. Andreas Höll und Dr. Stefan Kirchhoff für viele wichtige Informationen und anregende Diskussionen. Ferner danke ich dem Chefkoch der TCM-Klinik Kötzting, Josef Breu, für die Zusammenstellung der schmackhaften Kochrezepte und meiner Lektorin Sylvia Nikolov-Wagener für die gute Zusammenarbeit.

Heilweg aus dem Reich der Mitte

Die fernöstlichen Weisen haben es schon vor Tausenden von Jahren erkannt. Wir im Westen sind dabei, es uns wieder bewußt zu machen: Wir tragen große Kräfte in uns, die uns schützen und heilen können. Alles, was wir tun müssen ist, sie zu wecken.

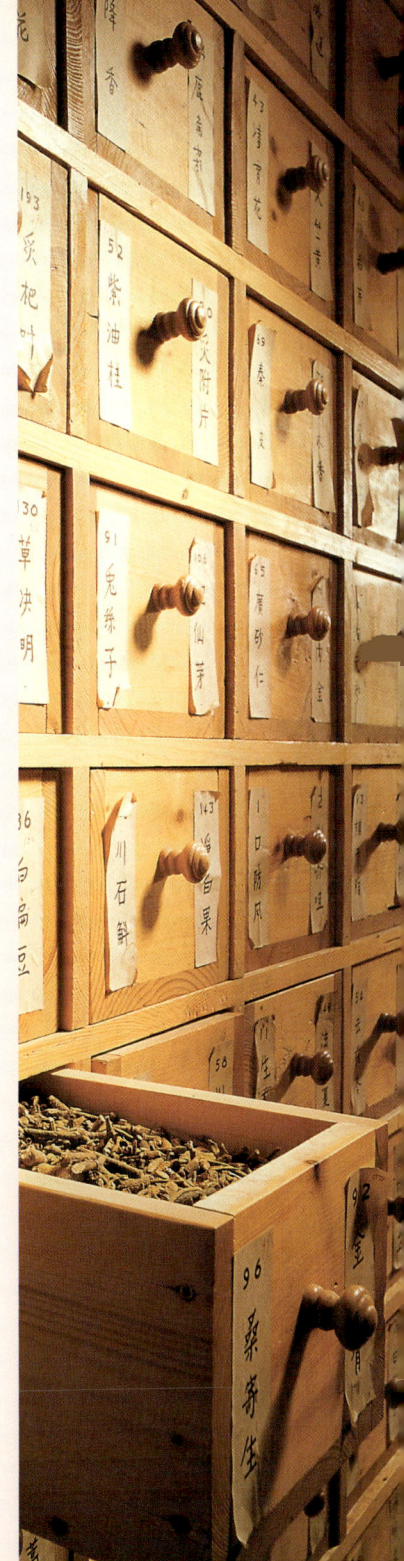

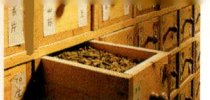

Die Macht der inneren Kräfte

Die westliche Medizin versucht, Gesundheit von außen zuzuführen. Die Traditionelle Chinesische Medizin (kurz: TCM) hingegen will Ihnen helfen, sich selbst zu heilen oder gesund zu erhalten. Sie setzt Reize, um die Heilkräfte, die jedem Menschen innewohnen, anzuregen. Sie kann Kranke heilen und Gesunden zu einem langen Leben in Wohlbefinden und innerer Harmonie verhelfen. Allerdings müssen Sie bereit sein, selbst aktiv mitzumachen.

Hilfe zur Selbsthilfe

Das Besondere an der TCM ist, daß sie Methoden der Fremd- und Eigenbehandlung zu einem ganzheitlichen, in sich geschlossenen System vereint. Fremdbehandlung heißt, daß ein Arzt oder ein nicht-ärztlicher TCM-Therapeut Sie behandelt. Eigenbehandlung bedeutet, daß Sie bei sich selbst bestimmte Verfahren anwenden können, um bei Krankheit die Behandlungsmaßnahmen Ihres Arztes zu unterstützen. Oder, vorbeugend, um Ihre Gesundheit zu erhalten.

**»Der Arzt kann helfen –
doch nur der Patient selbst
kann sich heilen.«
Ärzteweisheit**

Gesundheit als Ware

Bedenkt man die derzeit ungünstige Entwicklung unseres Gesundheitssystems, ist die Idee der Eigenbehandlung und -verantwortung sehr interessant. Denn bei uns im Westen hat sich zunehmend der Glaube eingebürgert, man könne Gesundheit wie eine Ware beim Arzt kaufen, ohne sich selbst anzustrengen. Dieses gedankenlose »Konsumverhalten« ist meines Erachtens ein Hauptgrund für den traurigen Zustand unseres Gesundheitswesens.

Vorbeugen und heilen auf sanfte Weise

In Wahrheit läßt sich Gesundheit nicht einfach erwerben, sie will erhalten und gepflegt sein. Wenn Sie die natürlichen Methoden der TCM regelmäßig anwenden, können Sie gesund und fit bis ins hohe Alter bleiben. Wenn Sie krank sind, können Sie in vielen Fällen wieder gesund werden. Lesen Sie dazu die Übungen und Tips ab Seite 84.

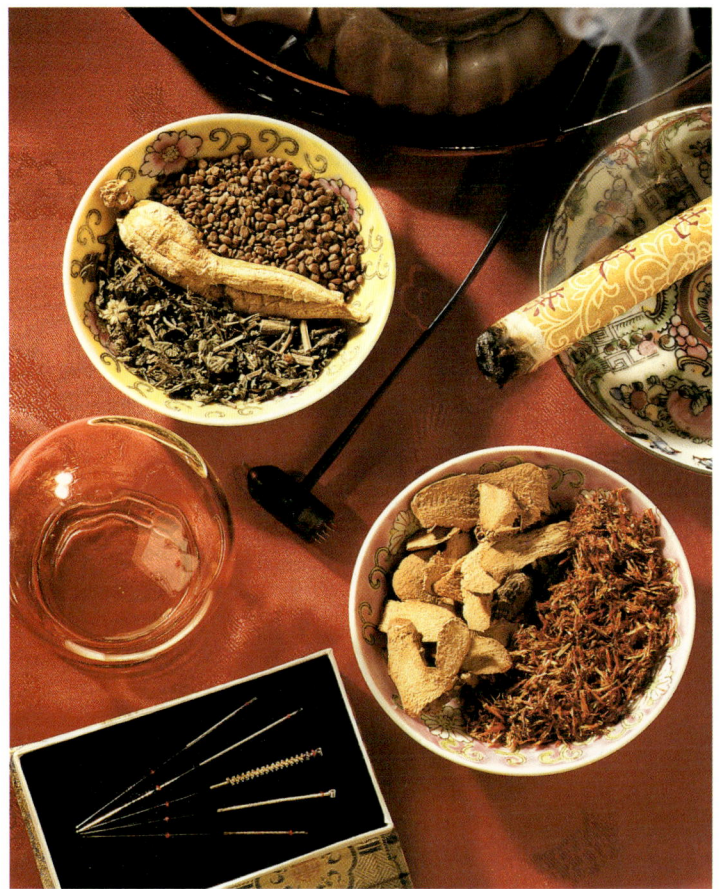

Methodenvielfalt: Akupunkturnadeln, Schröpfkopf, Pflaumen-
hämmerchen, Arzneimittel und Moxazigarre.

! Tatsächlich wenden TCM-Ärzte
in China nur in etwa einem
Zehntel aller Fälle die Aku-
punktur-Behandlung an.

Viel mehr als Akupunktur

Was Akupunktur ist, wissen heute auch im Westen viele
Menschen. Sicher haben auch Sie schon von der fernöstlichen Behandlungsmethode mit den dünnen Stahlnadeln
gehört. Sicher wissen Sie auch, daß die Akupunktur aus
China stammt. Aber wußten Sie, daß die TCM viel mehr
umfaßt als Akupunktur? Tatsächlich ist die Akupunktur nur
eines ihrer Verfahren. Insgesamt umfaßt die TCM folgende
fünf verschiedenen Behandlungsmethoden, die allerdings

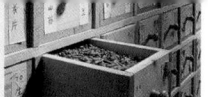

auf denselben Theorien und Prinzipien beruhen – und die Akupunktur ist dabei keinesfalls die wichtigste. Fremd- und Eigenbehandlung überschneiden sich dabei:

Die fünf Behandlungsmethoden	
❶ Chinesische Arzneimitteltherapie	Fremdbehandlung
❷ Akupunktur und Moxabehandlung	Fremdbehandlung, Moxa- auch als Eigenbehandlung
❸ Tuina-Massage	Fremd- und Eigenbehandlung
❹ Medizinisches Qigong und Meridiangymnastik	Eigenbehandlung
❺ Ernährungslehre und Lebensführung	Eigenbehandlung

Auch bei uns im Westen gibt es neben der Schulmedizin, die an der Universität gelehrt wird, die sogenannten Naturheilverfahren. Die TCM ist mit ihnen eng verwandt.

Am wichtigsten: die Arzneimitteltherapie

Die chinesische Arzneimitteltherapie ist das wichtigste Verfahren innerhalb der TCM. Etwa 80 Prozent aller TCM-Behandlungen in China werden in dieser Form durchgeführt. Die einzelnen Behandlungsverfahren werde ich auf den Seiten 74 bis 82 und ab Seite 84 ausführlich vorstellen.

Eine fremdartige Sicht der Dinge

In einem weiteren Punkt unterscheidet sich die TCM von allen westlichen Heilverfahren: Sie hat ein eigenes großes Theoriengebäude entwickelt. Da ist zum Beispiel die Rede von »Yin« und »Yang« (sprechen Sie »Jin« und »Jang«), der Lebensenergie »Qi« (sprechen Sie »Tschi«) und vielen anderen exotischen Begriffen. Modernen wissenschaftlichen Kriterien halten die Begriffe und Theorien der Traditionellen Chinesischen Medizin natürlich nicht stand. Doch sie sind als Denkmodelle einst wie heute gültig und wirksam – das zeigt meine tägliche Erfahrung. Und so weit hergeholt, wie es scheint, sind sie außerdem gar nicht. Die alten Chinesen versuchten eben nur zu beschreiben, was sie sahen. Da ihnen moderne Geräte und Methoden zur Untersuchung fehlten, mußten sie die Lebensfunktionen und den menschlichen Organismus auf andere Weise erklären. Deshalb schufen Sie Denkgebäude, die das Zusammenspiel der Kräfte in der Natur und im menschlichen Körper anschaulich machen konnten.

Ganzheitliche und persönliche Behandlung

Dabei kam den alten Chinesen ihre ausgezeichnete Wahrnehmungsfähigkeit zugute. Sie schufen ein Modell, das den Menschen als ein Ganzes verstand, als eine untrennbare Einheit von Körper, Geist und Seele.
Deshalb ist auch die Behandlung in der TCM ganzheitlich. Sie berücksichtigt alle drei genannten Aspekte. Außerdem wird der TCM-Arzt Ihnen stets eine ganz auf Sie persönlich zugeschnittene Behandlung verschreiben. Patentrezepte gibt es hier nicht.

Das Qi muß frei fließen

Um zu erklären, was Gesundheit und Krankheit aus der Sicht der TCM bedeuten, hier ein kurzes Beispiel:
Die Lebensenergie Qi fließt laut TCM-Theorie in bestimmten Bahnen, den »Meridianen«, durch den Körper und ermöglicht dadurch seine Körperfunktionen. Fließt Ihr Qi gleichmäßig und in ausreichender Menge, sind Sie gesund. Es herrscht Ordnung und Harmonie. Wird der freie Fluß durch irgend etwas gestört, werden Sie krank, denn es sind Unordnung und Disharmonie entstanden. Dies drückt sich in Beschwerden und anderen Körperzeichen (zum Beispiel der Farbe der Zunge) aus, die der TCM-Arzt oder -Therapeut genau untersucht.
Aber die TCM kennt neben Qi auch noch andere Kräfte, die in unserem Körper wirken und in Unordnung geraten können. Ich beschreibe sie ausführlich ab Seite 26.

Lebensenergie im Gleichgewicht

Ziel der TCM-Behandlung ist es dann, Ordnung und Harmonie wiederherzustellen: Gestautes Qi wird zum Fließen gebracht, bei Qi-Mangel wird Lebensenergie »aufgefüllt«.

Die Verfahren der TCM sind sogenannte »Reiztherapien«. Das heißt, der Kranke wird einem bestimmten Reiz ausgesetzt, zum Beispiel durch Erhitzen einer Hautstelle. Dieser Reiz regt dann die Selbstheilungskräfte des Patienten an.

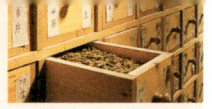

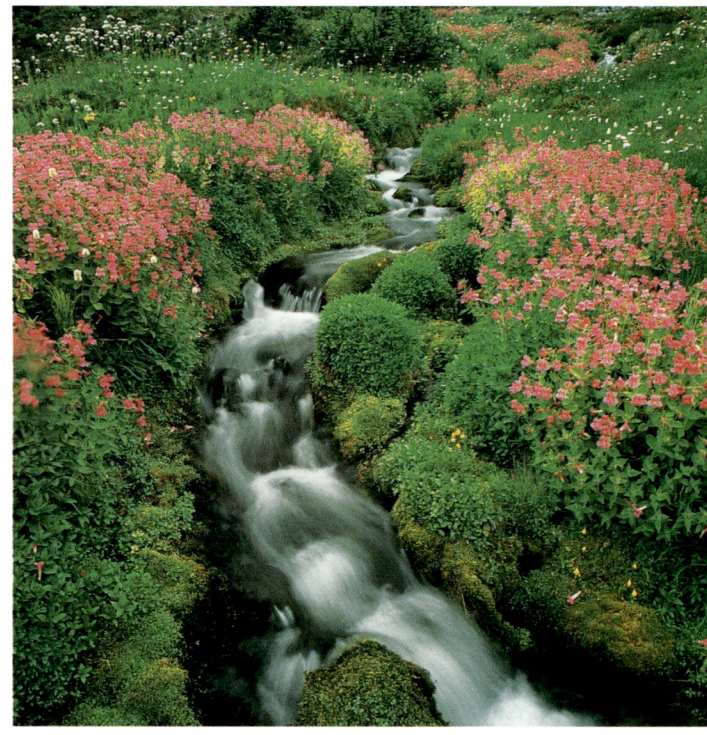

Die Lebensenergie »Qi« durchströmt den ganzen Kosmos.

> Selbstverständlich können wir auf die modernen Geräte der Schulmedizin nicht mehr verzichten. Sie sind unerläßlich, um bestimmte Krankheiten zu entdecken. Aber leider wird dabei oft nur noch ein Organ gesehen und nicht mehr, wie in der TCM, der Mensch als Ganzes.

Beschwerden und andere Zeichen des Ungleichgewichtes verschwinden. Der TCM-Arzt weiß aus der Erfahrung von Jahrtausenden, wie er die Verfahren der Chinesischen Medizin einsetzen muß, um dies zu erreichen. Die passenden Heilmaßnahmen kann er dabei direkt aufgrund der Theorie stellen, aus der er auch das genaue Untersuchungsergebnis ableitet. TCM-Theorie und TCM-Behandlungsverfahren bilden also ein in sich logisches, geschlossenes Medizinsystem.

Untersuchung mit allen Sinnen

Auch in ihren Untersuchungsmethoden unterscheidet sich die TCM stark von der Schulmedizin. Moderne Geräte, wie zum Beispiel Stethoskop, Ultraschall, Blutdruckmesser, oder gar Computertomographie (Röntgen-Schichtaufnahmen in der »Röhre«) waren im alten China natürlich unbekannt.

Deshalb war der TCM-Arzt damals auf seine fünf Sinne angewiesen, wollte er erkennen, um welche Krankheit es sich handelte. Auch heute noch untersucht der TCM-Arzt nur mit den Sinnen.

Im Westen ging Wertvolles verloren
Übrigens haben auch unsere alten Ärzte ähnliche Untersuchungsmethoden angewandt – aus denselben Gründen. Leider wurde bei uns die Entwicklung der sogenannten »Gerätemedizin« im Laufe der Zeit stark überbetont. Dadurch ist viel Wertvolles verlorengegangen, das in der TCM noch heute im Vordergrund steht: zum Beispiel, daß der Arzt sich Ihnen intensiv zuwendet und sich wirklich Zeit nimmt für Sie. Die TCM kennt vier Untersuchungsmethoden:

In meinen TCM-Kursen stelle ich den »Ärzte-Schülern« gern die Aufgabe, einen Patienten ohne jedes medizinische Gerät zu untersuchen. In nur 30 Minuten entwickeln sie von selbst genau die Untersuchungsmethoden der alten Chinesen …

Die vier Untersuchungsmethoden

❶ Befragen	❷ Betrachten
Schmerzen	Vitalität und Verhalten
Ort der Beschwerden	Körperhaltung
Stimmungslage	Kopf, Gesicht und Haut
Fieber und Frösteln	Augen
Schwitzen	Nase und Ohren
Schlaf	Mund und Zahnfleisch
Essen und Geschmack	Zunge
Durst und Trinken	Kehle
Stuhlgang und Urin	Arme und Beine
Taubheit und Ohrgeräusche	

❸ Hören und Riechen	❹ Betasten
Stimme	Puls
Art der Atmung	Haut
Husten	Bauch
Darmgeräusche	Akupunkturpunkte
Atemgeruch	
Körpergeruch	
Schweißgeruch	
Stuhlgang und Urin	

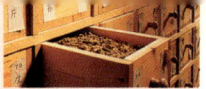

Ernste Erkrankungen ausschließen

Freilich klärt jeder verantwortungsvolle TCM-Arzt oder -Therapeut im Rahmen der Untersuchung auch ab, ob hinter den Beschwerden seines neuen Patienten nicht möglicherweise eine schwerwiegende Erkrankung steckt. Diese müßte dann schulmedizinisch behandelt werden. Gegebenenfalls leitet ein solcher Arzt zunächst notwendige Untersuchungen nach der westlichen Methode ein.

Befragen

Wenn Sie schon einmal bei einem TCM-Arzt waren, werden sie bereits bemerkt haben, wie intensiv er Sie befragt. Nicht nur Informationen über Ihre eigentlichen Beschwerden sind ihm wichtig, sondern auch solche über Ihren ganzen Körper und Ihre Stimmungslage. Durch diese ausführlichen Fragen erkennt der TCM-Arzt verschiedene Beschwerden und andere Körperzeichen, die ihm aufgrund der TCM-Theorie und seiner Erfahrung bekannt sind. So kann er sich ein ganzheitliches Bild von Ihnen machen und die Art des Ungleichgewichtes, die gegenwärtig in Ihrem Körper herrscht, genau bestimmen.

Betrachten

Außerdem betrachtet ein TCM-Therapeut intensiv Ihre Zunge. Aus deren Form und Farbe sowie aus der Farbe des Zungenbelags kann er ablesen, in welchem Zustand sich Ihr ganzer Organismus befindet. Darüber hinaus ist ihm Ihre Körperhaltung wichtig – sie ist Ausdruck Ihrer Vitalität. Manchen Kranken sehe ich bereits an ihrem Gang an, ob sie noch Energie haben oder sich ganz matt fühlen. Ihr TCM-Arzt untersucht auch den Zustand Ihrer Haut oder Ihrer Schleimhäute, z.B. im Mund und im Rachen. Denn viele Erkrankungen äußern sich dort.

Hören und Riechen

Beim Hören achtet der TCM-Therapeut zunächst auf Ihre Stimme. Sie gibt ihm Auskunft über Ihren Energiezustand. Ist die Stimme leise und schwach, werden Sie sich eher kraftlos und matt fühlen. Auch Darmgeräusche beachtet der TCM-Arzt. Indem er Schweiß, Atem, Stuhl und Urin

Die ausführlichen Fragen, die Ihnen ein TCM-Arzt zur Untersuchung stellt, haben noch einen anderen »Nebeneffekt«: Sie werden sich bei ihm als Mensch angenommen fühlen. Die Fähigkeit, auf diese Weise Vertrauen zu erwecken, ist vielen Schulmedizinern leider abhanden gekommen.

eines Kranken riecht, sammelt er wichtige Informationen über die Disharmonie in dessen Körper. Er zieht daraus Rückschlüsse, wie er weiter vorgehen wird.

Betasten und Pulsdiagnose

Wenn er ihren Körper im Rahmen der Untersuchung betastet, achtet der TCM-Arzt zum Beispiel darauf, wie straff, dick oder dünn Ihre Haut ist, oder wie sich Ihr Bauch und die Organe, die sich darin befinden, von außen anfühlen. Ein wichtiges Mittel der Untersuchung durch Betasten ist auch die Pulsdiagnose – vielleicht haben Sie schon davon gehört. Hier erfühlt der TCM-Arzt, wie Ihr Handgelenks-Puls sich anfühlt, zum Beispiel, ob er eher »voll« oder »leer«, »tiefer« oder »oberflächlich« ist und so weiter.

Übrigens sagt auch einem Schulmediziner die Art, wie der Puls seines Patienten fließt, wichtiges über dessen Gesundheitszustand. Allerdings hat das dann nicht, wie in der TCM, mit den »Meridianen«, bestimmten Energie-Leitbahnen (Seite 50) zu tun, sondern mit der »Pump-Arbeit« des Herzens.

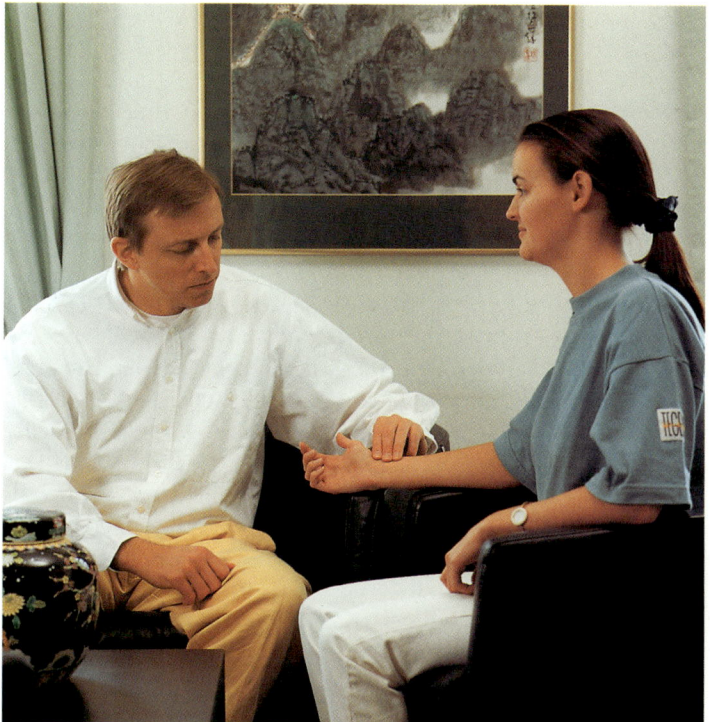

Bei der chinesischen Pulsdiagnose erspürt der Arzt mit drei Fingern den Energiezustand in den Leitbahnen.

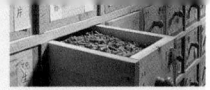

Die chinesische Diagnose

Schließlich ergibt die Untersuchung eine ganze Reihe von Beschwerden und Zeichen. In der Chinesischen Medizin wissen wir, daß beide nicht in zufälligen, sondern in bestimmten, gleichen Kombinationen auftreten. Auf der Grundlage der TCM-Theorien gibt der TCM-Arzt nun dieser speziellen Kombination von Beschwerden und Zeichen einen Namen – genauso wie ein Schulmediziner nach der Untersuchung die Krankheit benennt. In der TCM entspricht dieser »Name« dem sogenannten »Disharmoniemuster« (Seite 30), also dem entstandenen Ungleichgewicht.

Nicht alle Naturheilverfahren heilen »mit dem Gegenteil«. Die Homöopathie zum Beispiel behandelt mit niedrig dosierten Mitteln, die genau die Krankheitssymptome hervorrufen, die bekämpft werden sollen. Dadurch will man die Selbstheilung anregen.

Aus der Praxis: chinesische Diagnose

● Nehmen wir an, jemand kommt mit Kopfschmerzen in die TCM-Praxis und setzen wir voraus, daß eine ernste Krankheit, wie etwa ein Gehirntumor, als Ursache bereits ausgeschlossen wurde. Durch Befragen, Hören und Riechen, Betrachten und Betasten erfährt der TCM-Arzt außerdem folgendes: Der Kranke schläft unruhig, ihm ist oft schwindlig, er hört schlecht, hat einen trockenen Mund und Hals und ist sehr reizbar. Seine Zunge ist rot, vor allem an den Rändern. Die chinesische Diagnose lautet: »Überaktivität des Leber-Yang«. Das klingt für westliche Ohren zunächst recht exotisch, wird aber ab Seite 29 ff. noch näher erklärt.
● Würde der Kranke hingegen zusätzlich zu seinen Kopfschmerzen an Sodbrennen und Zahnfleischbluten leiden, dann müßte die Diagnose heißen: »Nässe und Hitze in Milz und Magen«.
● In beiden Fällen wäre die Behandlung jeweils völlig verschieden.

Behandlung mit dem Gegenteil

Was tun Sie, wenn Ihnen zu heiß ist oder wenn Sie frieren? Die Antwort wirkt banal: Sie werden zum Beispiel etwas Kaltes trinken und kühl duschen beziehungsweise etwas Warmes trinken und ein heißes Bad nehmen. Genau nach demselben Prinzip geht der TCM-Arzt oder -Therapeut vor, wenn er Sie heilen will. Wenn also ein Bereich Ihres Körpers geschwächt wäre, würde er diesen anregen. Wäre der Körperbereich »überaktiv« (siehe oben), würde der TCM-Arzt ihn beruhigen. Er behandelt Sie also »mit dem Gegenteil«.

Gültig wie vor Jahrtausenden

Nachdem der TCM-Arzt mit großer Sorgfalt die chinesische Diagnose gestellt hat, formuliert er ein Behandlungsprinzip. Es ist der Diagnose entgegengesetzt. Auch hier weist ihm die TCM-Theorie direkt den Weg zur Praxis. Sie beschreibt genau, welche Arzneimittel, Nahrungsmittel und andere Maßnahmen diesem besonderen Behandlungsprinzip entsprechen. Selbst nach Tausenden von Jahren gilt sie weiterhin uneingeschränkt.

Aus der Praxis: Behandlung mit dem Gegenteil

● Erinnern Sie sich an unser Beispiel auf der vorangegangenen Seite? Die chinesische Diagnose lautete: »Überaktivität des Leber-Yang«. Das Prinzip der Behandlung mit dem Gegenteil führt den TCM-Arzt zu Heilmitteln, die das »Yang« dämpfen und auf die Leber ausgleichend wirken.
● Das kann ein Sud aus bestimmten, abgekochten Arzneimitteln — »Dekokt« genannt — sein. Der chinesische Arzneimittelschatz umfaßt mehrere tausend meist pflanzliche Stoffe, die im Laufe von Jahrhunderten erforscht wurden. Trotz dieser Vielzahl von Arzneimitteln genügen einem versierten TCM-Arzt etwa 250 Arzneien, um umfassend therapieren zu können.
● Möglicherweise verschreibt der TCM-Arzt auch bestimmte Lebensmittel, die der Kranke vorzugsweise essen, oder solche, die er am besten meiden sollte. Wissenswertes über die Behandlungsmethoden der TCM finden Sie ab Seite 68.

Nahrung wird bei den Chinesen als Arzneimittel angesehen. Chinesische Mediziner haben seit Tausenden von Jahren Experimente mit Nahrungsmitteln durchgeführt und entsprechende Erfahrungen gesammelt (Seite 138).

Ein fremdartiger Weg

Ein seltsames und fremdartiges Vorgehen, nicht wahr? Aber wirksam! Jüngere wissenschaftliche Untersuchungen haben den Nutzen von TCM-Behandlungen nachgewiesen.
Ein TCM-Arzt muß immer von den Beschwerden und Zeichen ausgehen, eine chinesische Diagnose aufgrund des jeweiligen Disharmoniemusters stellen und dann die Behandlung festsetzen. Das ist der grundlegende Weg der TCM. Die Theorien der TCM muß der Arzt oder Therapeut dabei wie eine neue Sprache erlernen. Sie umfaßt bestimmte Begriffe und feste Regeln, ist sehr logisch und verständlich

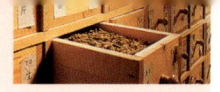

aufgebaut. Am schwierigsten zu erkennen ist für den Unge-übten die chinesische Diagnose. Wenn sie gestellt ist, ist es relativ einfach, die richtigen Behandlungsverfahren auszu-wählen.

TCM und Schulmedizin ergänzen sich

So sehr sie sich auch in vielem unterscheiden: TCM und Schulmedizin sind nicht unvereinbar. In meiner Praxis erlebe ich vielmehr täglich, daß sich beide Methoden gut ergänzen.

Die TCM ist nicht allmächtig ...

Obwohl die TCM bei vielen Beschwerden sehr gut hilft, sollten wir uns davor hüten, zu meinen, sie wäre allmächtig und könnte alles und jeden heilen. Die TCM eignet sich be-sonders für chronische Erkrankungen, bei denen der Schul-mediziner keine richtige Ursache finden kann (Seite 68 ff.). Und, natürlich, ausgezeichnet zur Vorbeugung von Krank-heiten.

Ganz in der Schublade verschwinden sollten schulmedizinische Geräte auch beim TCM-Arzt nicht. Ein wirklich verantwortungsvoller Arzt bedient sich, je nach Notwendigkeit, abwechselnd beider Methoden.

Ich möchte deshalb nochmals darauf hinweisen, daß ein verantwortungsvoller TCM-Arzt vor Behandlungsbeginn eine ernste Erkrankung ausschließt. Es wäre beispielsweise ein Kunstfehler, ein Magengeschwür nur mit Akupunktur zu behandeln. In einem solchen Fall müßte schulmedizinisch untersucht und behandelt, notfalls sogar operiert werden. Die Verfahren der TCM könnte ich hier bestenfalls als Unterstützung empfehlen.

... aber sie entwickelt sich ständig weiter

Dennoch – die chinesische Medizin hat ihr Wissen und Können in den vergangenen Jahrtausenden stän-dig weiterentwickelt. Und auch heute noch lernen und verbessern die Chinesen ihr »Handwerk« immer weiter – wie für ein seriöses Medizin-System üblich. Erfreulich ist, daß auch bei uns im Westen TCM und Schulmedizin immer problemloser und erfolgreicher ineinandergreifen.

Gesundheitslehre mit langer Tradition

Für die meisten Chinesen haben ihre Vorfahren eine große Bedeutung: Man schätzt dort das Wort der Alten, deren Erfahrung. Außerdem verehren die Chinesen ihre Ahnen – als Menschen und für ihre Rolle in einem Leben, das vor dem Heute stattfand. Ganz besonders stolz sind sie auf die Weisheit und das Wissen, das ihnen ihre Vorfahren hinterlassen haben.

Die TCM ist alt und jung zugleich

Wissen Sie eigentlich, wie alt die TCM ist? Sie werden überrascht sein: erst 45 Jahre. Unter TCM verstehen wir nämlich die Chinesische Medizin, wie sie heute in China an den Universitäten gelehrt wird.

Mao und die Chinesische Medizin

Als Mao mit seiner kommunistischen Partei 1949 die Macht übernahm, war er zunächst gegen alles Alte. Auch die alte Medizin wurde als reaktionär und feudalistisch abgelehnt. Doch dann fand Mao heraus, daß nur 9000 Ärzte in seinem 600-Millionen-Volk in westlicher Medizin ausgebildet waren. Da machte er die Chinesische Medizin per Gesetz schnell wieder hoffähig, um die notwendige medizinische Versorgung zu gewährleisten. Er richtete neben Universitäten, an denen westliche Medizin gelehrt wurde, auch solche für die alte Medizin ein, die von da an »Traditionelle Chinesische Medizin« hieß. Er bestimmte auch, daß beide Medizinrichtungen gleichberechtigt seien und sich zu integrieren hätten. Das bedeutet, daß in China Schulmedizin und TCM tatsächlich wirksam zusammenarbeiten.

Eine Gefahr für die Ganzheit

Die TCM, wie sie heute in China gelehrt wird und wie ich sie in diesem Buch vorstelle, hat natürlich ihre Wurzeln in der alten Medizin: ihre wichtigsten Prinzipien werden weiter

»Die fruchtbarsten Entwicklungen haben sich überall dort ergeben, wo zwei unterschiedliche Arten des Denkens zusammentrafen.«
Werner Heisenberg, Atomphysiker und Philosoph, 1901-1976

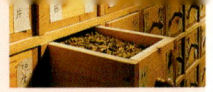

gelehrt. Verworfen haben die modernen chinesischen Ärzte hauptsächlich Schamanenbräuche wie zum Beispiel Geisterbeschwörungen. Nur einen Punkt halte ich für problematisch: nämlich, daß sich bei der TCM in China seit einiger Zeit das westliche Facharztdenken ausgebreitet hat. Die fünf Verfahren der Chinesischen Medizin werden auseinandergerissen. Es gibt TCM-Ärzte, die nur akupunktieren und solche, die nur massierend behandeln. Eigentlich widerspricht das dem Grundsatz der Ganzheitlichkeit.

Zeit zur Rückbesinnung

Wir tun heute gut daran, bei aller Weiterentwicklung und wissenschaftlichen Auseinandersetzung mit der TCM, uns auf ihre Grundlagen zu besinnen: Der TCM-Arzt soll nach ganzheitlichem Prinzip behandeln und mit denjenigen Methoden, die zu dem jeweiligen Kranken am besten passen. Deshalb begrüße ich es, daß es inzwischen wieder eine Kursänderung in die alte Richtung gibt. Immer mehr TCM-Ärzte bieten wieder alle Heilverfahren an.

Die Ursprünge der Chinesischen Medizin

Bereits chinesische »Steinzeit-Ärzte« behandelten Kranke im Sinne der heutigen TCM: Archäologen fanden Steinnadeln, die nachweislich zu Heilzwecken verwendet wurden. Später, in der Bronze- und Eisenzeit, lösten immer feinere Metallnadeln die alten ab. Auch die Moxabehandlung (Seite 81) setzten Heilkundige bereits in sehr früher Zeit ein, um Kranken zu helfen. Ebenso Naturstoffe wie zum Beispiel Pflanzen, Mineralien und tierische Bestandteile.
Ungefähr im fünften Jahrhundert vor Christus entwickelten sich dann die beiden ersten und wichtigsten philosophischen Schulen in der chinesischen Kultur: der Konfuzianismus und der Taoismus. Sie waren auch entscheidend für die Entwicklung der Chinesischen Medizin.

Die Morallehre des Konfuzius

Konfuzius wurde 552 vor Christus geboren und lebte in einer politisch unruhigen Zeit, in der Sitten und Moral immer mehr verfielen. Er studierte die alten Schriften und entwickelte auf dieser Grundlage seine Moral- und Sozial-

Wie in anderen alten Kulturen beinhaltete auch in China die Heilkunde Schamanismus, also magisch-kultische Geisterbeschwörungen.

lehre. Darin beschrieb er Regeln für eine tadellose Lebensführung, sowohl für die Regierenden als auch für das Volk.
Für die Chinesische Medizin von Bedeutung ist die Fünf Ele-
mente-Lehre (Seite 33), die zum großen Teil im Konfuzianismus ihre Wurzeln hat.

Das Tao Te King des Laotse

Im krassen Gegensatz zum Konfuzianismus steht der Taoismus, der auf seinen legendären Begründer Laotse (vermutlich viertes oder drittes Jahrhundert vor Christus) zurück-
geht. Während Konfuzius genaue Lebensregeln vorgab,
äußerte sich Laotse in seiner Philosophie sehr theoretisch.
Hauptwerk des Taoismus ist das berühmte »Tao Te King«.
Dem Taoismus geht es um die Harmonie zwischen Mensch
und Kosmos. Hier hat die Theorie von Yin und Yang (Seite
26) ihren Ursprung.
Bis in unsere Tage sind der Konfuzianismus und der Taoismus, zusammen mit dem Buddhismus, der später aus
Indien und Tibet kommend Einfluß ausübte, die Säulen der
Kultur und des täglichen Lebens in China. Vor diesem Hin-
tergrund sind auch die Theorien und Denkmodelle der Chinesischen Medizin zu verstehen.

Die Väter der Heilkunst

In der chinesischen Medizingeschichte gab es viele berühmte Ärzte. Sie verfaßten eine Reihe von klassischen
Werken, die bis in die heutige Zeit hinein wirken.

Huang Ti, der »Gelbe Fürst«

Huang Ti, der »Gelbe Fürst«, ist einer der mythischen Herr-
scher des alten China. Ihm wird das erste bekannte Buch
der Chinesischen Medizin zugeschrieben: das »Huang Ti Nei
Jing« (sprechen Sie »Huang Ti Nai Tsching«). Übersetzt heißt
das «Der Klassiker des Gelben Fürsten über innere Medizin«.
Es entstand zwischen 500 und 300 vor Christus. Das Huang
Ti Nei Jing bildet die Grundlage für alle späteren medizini-
schen Klassiker, ist also eine Art »Bibel« der Chinesischen
Medizin.
Die heutige Ausgabe enthält allerdings auch viel neueres
Material, das im Lauf der Jahre hinzugefügt wurde.

**Der Legende nach soll Laotse
sein philosophisches Werk
einem Grenzsoldaten diktiert
haben, bevor er, verkehrt
herum auf einem Wasserbüffel
reitend, China verließ.**

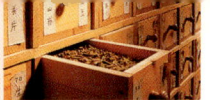

Hua Tuo, der »Gott der Chirurgie«

Im zweiten Jahrhundert nach Christus lebte der berühmte Arzt Hua Tuo, der heute noch als »Gott der Chirurgie« verehrt wird. Ihm wird nachgesagt, er habe ein wirksames Betäubungsmittel entwickelt und so schmerzlose Operationen durchgeführt. Leider ist nicht überliefert, woraus dieses Mittel bestand.

Zhang Zhong-Jing, der »Hippokrates des Ostens«

Ein Zeitgenosse Hua Tuos ist der berühmte Arzt Zhang Zhong-Jing (sprechen Sie »Dschang Dschung-Dsching«), der zu Recht als der »Hippokrates des Ostens« bezeichnet wird. Ihm verdankt die Chinesische Medizin wichtige Beiträge zur Arzneimitteltherapie.
Sein Hauptwerk heißt »Shang Han Lun«, ein Klassiker über Erkrankungen, die durch Kälte entstehen. Auch die japanische Pflanzenheilkunde, die sogenannte »Kampo-Medizin«, geht in wesentlichen Teilen auf diesen Klassiker zurück.

Die TCM erobert die Welt

Bis heute hat sich die Chinesische Medizin stets weiterentwickelt. Zunächst waren viele Schulmediziner der TCM gegenüber mißtrauisch. Mittlerweile jedoch ist ihre Wirksamkeit bewiesen. Sie ist dabei, sich auf der ganzen Welt zu verbreiten. Heute untersuchen auch außerhalb Chinas zahlreiche Kliniken, Praxen und Forschungsinstitute, wie die TCM wirkt. Viele TCM-Schulen geben die Methoden weiter. Ich begrüße diese Entwicklung im Interesse der Gesundheit aller Menschen sehr.

Fünf Theorien als Grundlage

Wenn ich Ihnen ab Seite 26 die fünf wichtigsten Theorien erkläre, auf die sich die TCM stützt, bitte ich Sie, daran nicht mit westlicher Logik heranzugehen. Diese Denkmodelle dienen dazu, einen Menschen in seiner Ganzheit zu erfassen, und, falls er Beschwerden hat, ihn in bezug auf seine Krankheit zu beschreiben. Sind Sie gesund, gibt Ihnen die TCM Ratschläge und praktische Anleitungen, wie Sie es bleiben können. Sind Sie krank, zeigt sie Ihnen verschiedene Wege, die zu Ihrer Heilung führen können.

Anfang des 16. Jahrhunderts lebte ein Mann namens Li Shi-Zhen (sprechen Sie »Li Schi-Dschen«). Er schrieb alle bis dahin bekannten Kräuter und anderen Naturstoffe, die sich für Heilzwecke eigneten, auf. So entstanden 50 Bände über Arzneimitteltherapie mit mehreren tausend Rezepten.

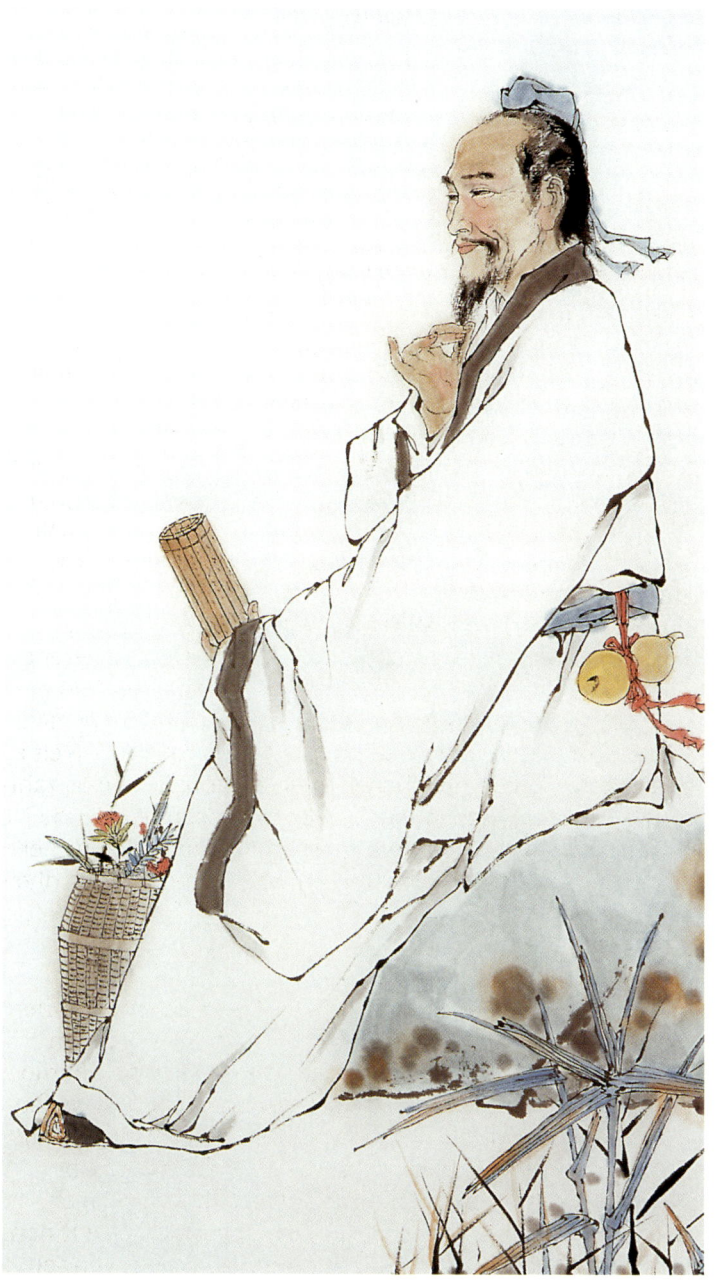

Bereits um 220 nach Christus verfaßte der berühmte chinesische Arzt Zhang Zhong-Jing eines der Grundwerke der Arzneimitteltherapie. Das aus zehn Kapiteln bestehende Buch beschreibt im wesentlichen die Stadien und Untersuchungsmethoden von Fieberkrankheiten.

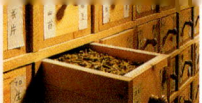

Fremdes wird oft zunächst abgelehnt

Die fremdartige Ausdrucksweise in diesen Denkmodellen könnte Sie zunächst abschrecken. Denn leider reagieren wir Menschen oft so, daß wir das, was wir nicht kennen, erst einmal negativ bewerten. So ist ein Teil der Ablehnung, die die TCM hierzulande vor allem unter den Schulmedizinern erfahren hat, wohl auch auf ihre ungewöhnliche Begrifflichkeit zurückzuführen.

Doch mittlerweile sind viele Wirkungen der TCM wissenschaftlich erklärbar oder sogar bewiesen. Zum Beispiel, daß die Reizung bestimmter Hautstellen auf weit entfernte Körpergebiete wirken kann. Die Erklärung: Unsere oberflächlichen Nerven verbinden die Haut mit Gehirn und Rückenmark und den Nervensträngen in tiefer liegenden Regionen. Deshalb sind viele Schulmediziner inzwischen der TCM gegenüber nicht mehr so skeptisch: Sie erkennen deren Erfolge immer mehr an.

Den Horizont erweitern

Ich möchte die Denkmodelle der TCM-Theorien nun für Sie verständlich machen. Wenn Sie sich darauf einlassen, werden Sie eine neue Art und Weise kennenlernen, die Welt zu betrachten – nicht als Ersatz für unsere gewohnte Sichtweise, sondern als sinnvolle Ergänzung dazu. Ich finde, mit Hilfe der TCM-Theorien können wir alle unseren Horizont erweitern, um noch etwas vollständiger und bewußter zu werden.

Beim Lesen der folgenden Theorien bedenken Sie bitte, »daß vieles von dem, was wir als außergewöhnlich empfinden, an einem anderen Ort nur das von uns nicht verstandene oder nicht erfahrene Gewöhnliche ist.«
Ted Kaptchuk,
aus: »Das große Buch der Chinesischen Medizin«

Die Lehre von Harmonie und Ganzheit

Der »goldene Mittel-
weg« ist nicht nur bei
uns im Westen
sprichwörtlich. Auch in
der überlieferten
Chinesischen Heilkunst
wird betont: Nur wer
die Extreme meidet,
bleibt gesund und
»in seinem eigenen
Zentrum«. Dort findet
er sich selbst, als
untrennbare Einheit von
Körper, Geist und Seele.

淡泊生津液清虚樂有餘髻
霜漸薄德神憶恐高譽苦好
山林趣深耽性道書山翁多

Yin und Yang – Gleich-klang der Gegensätze

Vieles in unserer Welt hat ein Gegenstück. Doch beide Seiten schließen sich nicht aus, vielmehr braucht die eine die jeweils andere. Denn ohne die Nacht könnte es keinen Tag geben, ohne das Leid keine Freude und ohne den Tod kein Leben. Die Gegensätze gehören untrennbar zusammen, bilden ein Ganzes, wie die zwei Seiten einer Münze. Diese Vorstellung der alten Chinesen findet sich auch in den Wurzeln unserer Kultur. Heraklit, griechischer Philosoph um 500 vor Christus, schrieb dazu: »Ein und dasselbe ist Lebendiges und Totes und Wachendes und Schlafendes und Junges und Altes; denn dies schlägt um und ist jenes, und jenes wiederum schlägt um und ist dies.«

Wir lernen durch Unterscheiden

Der menschliche Verstand funktioniert im Grunde überall auf der Welt gleich. Wir alle nehmen die Wirklichkeit wahr, indem wir sie an inneren Maßstäben messen. Diese Maßstäbe haben wir aufgrund von gegensätzlichen Sinneseindrücken entwickelt. Hier ein Beispiel: Ein Baby ertastet zwei Becher mit Milch. Es stellt fest, daß das eine Gefäß heiß ist, das andere kalt. Auf diese Weise lernen Kinder im Fernen Osten wie im Westen die Welt kennen: indem sie unterscheiden und bewerten.

Fast alles hat ein Gegenteil

Doch die Gegensätze helfen uns nicht nur zu lernen. Ohne sie wäre die Welt nicht so, wie sie ist. Die eine Seite der Dinge kann es ohne die andere nicht geben. Denken Sie bitte einmal nach:

● Geht es nicht auch Ihnen so, daß Sie ein Haus als »groß« empfinden, nur weil sie ein anderes als »klein« ansehen?
● Wie könnte etwas »rechts« stehen, gäbe es kein »Links«?
● Wie könnte Ihr Glas mit dem »echten Tropfen« »voll« sein, wenn es nicht zuvor »leer« gewesen wäre?

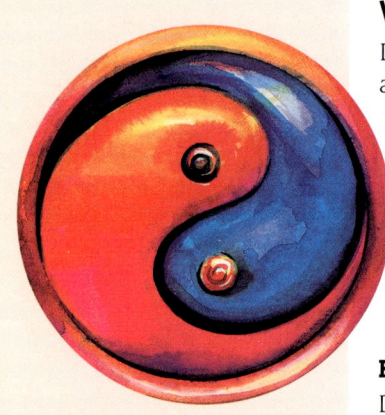

Das »Yin-Yang«-Symbol: Die Gegensätze bilden ein Ganzes.

● Wie könnte der Himmel »über« Ihnen sein, wäre die Erde nicht »unter« Ihnen?

● Und wie könnten Sie jemals mit etwas zufrieden sein, wüßten Sie nicht, was Unzufriedenheit bedeutet?

● Könnten Sie wirklich eine Tat als »gut« empfinden, gäbe es da nicht auf der anderen Seite auch die »bösen« Taten?

Yin ist der Tod, Yang das Leben

Die alten Chinesen gaben diesen zwei Seiten, die alles hat, Namen: »Yin« und »Yang«. Alle möglichen Gegensatz-Paare lassen sich unter die beiden Begriffe Yin und Yang einordnen. Yin bezeichnet die weibliche Seite und Yang die männliche. Yin steht für Eigenschaften wie dunkel, kalt und passiv, Yang für hell, warm und aktiv. Yin ist die Nacht und der Tod, Yang der Tag und das Leben. Die Gegensatz-Paare lassen sich unendlich fortsetzen, wenn man das Prinzip verstanden hat. Ich habe Ihnen in der folgenden Tabelle einige Begriffe zusammengestellt, um Sie ein bißchen auf diese Denkweise einzustimmen.

Bedeutungen von Yin und Yang	
Yin	**Yang**
weiblich	männlich
innen	außen
weich	hart
nachgiebig	aggressiv
dunkel	hell
feucht	trocken
kalt	heiß
feststehend	dynamisch
negativ	positiv
passiv	aktiv
unbewußt	bewußt
veliebt sein	arbeiten
Mond	Sonne
Erde	Himmel
das Empfangende	das Schöpferische
Musik	Lärm

Die Theorie von Yin und Yang und die folgenden vier einzelnen Theorien sind zu verschiedenen Epochen im alten China entstanden. Sie gehören zwar zu einem geschlossenen System, bauen aber nicht unbedingt aufeinander auf.

Die Gegensätze bilden ein Ganzes

Will man das Prinzip von Yin und Yang verstehen, ist es wichtig, beide nicht als »Gegner« zu betrachten, die sich bekämpfen. Vielmehr gehören die Gegensätze dieser Welt nach chinesischer Auffassung untrennbar zusammen. Nur gemeinsam bilden sie das »Ganze«.

Yin und Yang sind außerdem nicht als feste Eigenschaften aufzufassen – vielmehr wechseln sie laufend und gehen ineinander über: Meine Hand ist wärmer (Yang) als die Wand, aber kälter (Yin) als die Teetasse. Lege ich die warme Hand in kühles Wasser, wird sie schließlich kalt (Yin).

In der TCM ist das Gegensatz-Paar Yin und Yang ausschlaggebend sowohl für die richtige Lebensweise von Gesunden, als auch für die Untersuchung und die Diagnose, falls Beschwerden vorliegen.

Gesundheit bedeutet Gleichgewicht

Sie sind also gesund im Sinne dieser Theorie, wenn Ihr Yin und Ihr Yang auf den verschiedenen Ebenen im Gleichgewicht zusammenwirken. Wird dieses Gleichgewicht gestört, werden Sie krank.

Gesundheit bedeutet innerhalb dieser Theorie die Harmonie, Krankheit die Disharmonie der Gegensätze.

Die Ordnung wiederherstellen

Falls Sie Beschwerden haben, ist das möglicherweise ein Zeichen dafür, daß bei Ihnen zur Zeit das Gleichgewicht zwischen Yin und Yang aus dem Lot geraten ist. Das Ziel Ihres TCM-Therapeuten ist es nun, die Ordnung wiederherzustellen. Das gesunde Gleichgewicht ist jedoch nicht starr und für alle Zeit feststehend, es ist vielmehr in Bewegung. Denn Yin und Yang wandeln sich stetig ineinander um.

Die Grenze ist fließend

Das natürliche, harmonische Ineinander-Übergehen von Yin und Yang geschieht in regelmäßigen Kreisläufen, zum Beispiel im Tagesrhythmus oder im Jahresrhythmus. Einmal herrscht das Yin vor, ein anderes Mal wiederum das Yang. Solange sich diese »Schwerpunkt-Verschiebung« im natürlichen Rahmen hält, ist alles in Ordnung.

Yin und Yang sind in sich nochmals geteilt: Eine Frau zum Beispiel ist Yin. Sie kann aber manchmal durchaus aggressiv, also Yang sein. In diesem Fall ist sie Yang im Yin. Ebenso kann ein Mann (Yang) in romantischer Stimmung, also Yin sein. Er ist dann Yin im Yang.

Der Yin-Yang-Rhythmus des Tages

● Tagsüber herrscht das Yang: es ist hell und warm, Sie sind voll Tatkraft, aktiv. Am Mittag erreicht das Yang seinen Höhepunkt, das Yin seinen tiefsten Stand. Ab diesem Zeitpunkt beginnt Ihre Energie, Yang, abzunehmen. Das Yin wächst an. Es nimmt weiter zu, bis es nachts den Yang-Aspekt überwiegt.
● Die Nacht ist kühl und dunkel. Sie werden eher passiv, wollen sich ausruhen: Das Yin herrscht. Um Mitternacht erreicht es seinen höchsten Stand, das Yang seinen niedrigsten. Ab diesem Zeitpunkt nimmt das Yin ab und das Yang nimmt wieder zu. Der ewige Kreislauf beginnt nun wieder von neuem.

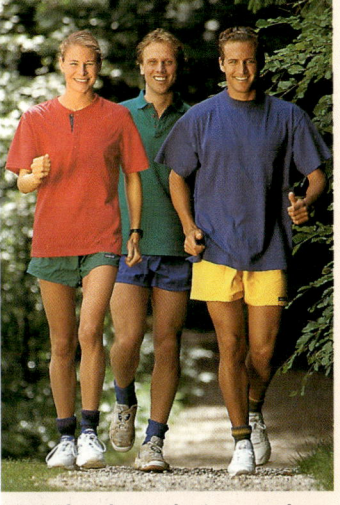

Tagsüber herrscht in uns das Yang, die »männliche« Energie: Sie steht für Tatkraft, Zielstrebigkeit und Dynamik.

Wie Ungleichgewicht entsteht

Die Harmonie von Yin und Yang kann aus verschiedenen Gründen gestört werden.
Verantwortlich hierfür sind Störungen von außen oder innen, die sogenannten »Disharmonisierenden Kräfte« – ich werde sie Ihnen ab Seite 59 vorstellen.

Wenn das Yin das Yang verbraucht

Hier ein typisches Beispiel einer Störung durch äußere Faktoren: Es ist Herbst, naß-kaltes Wetter. Sie gehen spazieren und sind nur unzureichend bekleidet. Sie spüren, wie Nässe (Yin) und Kälte (Yin) förmlich in Ihren Körper eindringen und Ihnen die Wärme (Yang) nehmen. Das Yin in Ihnen verbraucht das Yang, die Harmonie ist gestört. Dann passiert es, daß das Yin überschießt – jeder von Ihnen hat das schon erlebt: Sie frösteln, Ihre Nase läuft mit dünnem, wässrigem Sekret, Sie fühlen sich matt und krank. Sie haben sich erkältet.

Wenn Sie abends nicht »loslassen« können

Auch hier ein Beispiel, wie innere Faktoren das Gleichgewicht von Yin und Yang stören können:
Sie sind schon morgens nervös und gereizt, das Yang überwiegt. Den ganzen Tag passieren unvorhergesehene, zum Teil unangenehme Dinge, Ihre Erregung (Yang) wächst noch weiter. Am Abend, der eigentlich zum Ausruhen (Yin) gedacht ist, will es Ihnen dann einfach nicht gelingen, abzu-

schalten, denn Sie sind innerlich einfach viel zu aufgewühlt (Yang). Dieses Yang verbraucht Ihr Yin, Sie kommen einfach nicht zur Ruhe.

Wenn Sie über einen längeren Zeitraum in einem solchen Streß-Zustand bleiben, können typische Yang-Beschwerden, wie zum Beispiel Kopfschmerzen, gerötete Augen, Ohrensausen, ein nervöser Magen, Verdauungsbeschwerden oder Schlafstörungen entstehen.

Zwei Paare, die Störungen anzeigen

Wie schon erwähnt, kommen Beschwerden immer in bestimmten Kombinationen vor, den Disharmoniemustern.

So ist es auch in der Theorie von Yin und Yang. Aus den Gegensatz-Paaren Kälte-Hitze, Leere-Fülle und den Oberbegriffen Yin und Yang ergeben sich vier mögliche Disharmoniemuster, das heißt Störungen. Ich habe sie in der folgenden Tabelle dargestellt.

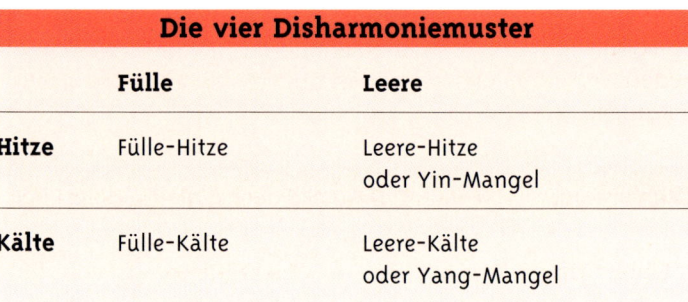

Die vier Disharmoniemuster		
	Fülle	**Leere**
Hitze	Fülle-Hitze	Leere-Hitze oder Yin-Mangel
Kälte	Fülle-Kälte	Leere-Kälte oder Yang-Mangel

Ob bei Ihnen eine Hitze- oder Kälte-Störung vorliegt, können Sie später mit Hilfe der chinesischen Selbstdiagnose auf den Innenseiten des vorderen Buchumschlags überprüfen. Dort steht auch, wie Sie die Behandlung Ihres Arztes unterstützen können.

Fülle-Hitze

Dieser Zustand entsteht, wenn aus irgendeinem Grund (siehe obiges Beispiel) das Yang (Hitze) übermäßig (Fülle) wird. Das übermäßige Yang verbraucht das Yin (Kälte). Es ist also mehr Yang und weniger Yin vorhanden, als normal wäre. Ursache für die Hitze ist ein Yang in Fülle. Deshalb heißt dieses Disharmoniemuster, das Sie in der Abbildung unten links sehen können, »Fülle-Hitze«. Sie wissen bereits aus dem vorigen Kapitel, daß der TCM-Arzt nun »mit dem Gegenteil« behandeln muß. Sein Ziel muß es sein, das überschießende Yang zu dämpfen, also die Hitze zu kühlen. Außerdem wird er in einem solchen Fall das Yin unterstützen. Die Methoden, die einem TCM-Arzt hierfür zur Verfügung stehen, beschreibe ich ausführlich ab Seite 74.

Leere-Hitze

Auch dies ist ein Hitze-Zustand, weil auch hier das Yang stärker ist als das Yin. In diesem Fall liegt aber die Ursache beim Yin – es ist aus irgendeinem Grund geschwächt (Leere). Das Yang jedoch ist in diesem Fall im normalen Maß vorhanden – es überwiegt nur dadurch, daß das Yin so schwach ist. Wir sprechen daher von einer Disharmonie der »Leere-Hitze«, sie ist in der Abbildung unten rechts illustriert. Dieser Zustand heißt auch Yin-Mangel. Hier müßte der TCM-Arzt nur das Yin stärken, damit das Gleichgewicht wiederhergestellt wird – um das Yang bräuchte er sich nicht zu kümmern.

Daß zuviel »Yang« ungesund ist, davon kündet auch das folgende chinesische Sprichwort:
»Werde nie zornig! Sonst könntest Du an einem einzigen Tag das Holz verbrennen, das Du in vielen sauren Wochen gesammelt hast.«

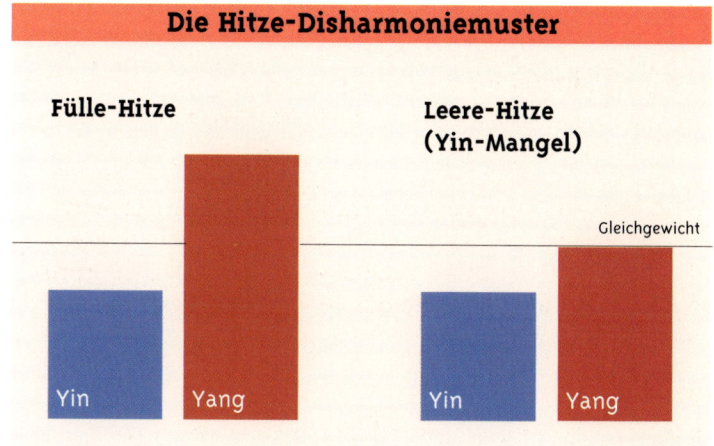

Die Hitze-Disharmoniemuster

Fülle-Hitze

Leere-Hitze (Yin-Mangel)

Gleichgewicht

Yin Yang Yin Yang

Wenn das Yin schwach ist, überwiegt das Yang — die »Hitze«.

Fülle-Kälte

Gewissermaßen das Spiegelbild zur Fülle-Hitze ist die »Fülle-Kälte-Disharmonie«, das in der Abbildung unten links zu sehen ist. Hier schießt das Yin (Kälte) über das normale Maß hinaus (Fülle). Es verbraucht das Yang. Also ist zu viel Yin vorhanden und zu wenig Yang. Das überschießende Yin muß gedämpft, das schwache Yang muß gefördert werden.

Leere-Kälte

Dieses Disharmoniemuster ist das Gegenstück zur Leere-Hitze. Das Yin bleibt normal, aber das Yang schwindet. Das Yin (Kälte) ist stärker, aber eben nur deshalb, weil das Yang so schwach ist (Leere). Aus diesem Grunde heißt das Disharmoniemuster »Leere-Kälte« auch »Yang-Mangel« (Abbildung rechts unten). Behandelt, also gestärkt, wird in diesem Fall verständlicherweise nur das Yang.

Typisch für die »Leere-Kälte« sind zum Beispiel folgende Beschwerden und Zeichen: stumpf-weiße Gesichtsfarbe, dumpfer Schmerz, der durch Druck gelindert wird, ein schwacher, langsamer Puls und dünner, weißlicher Belag auf der Zunge.

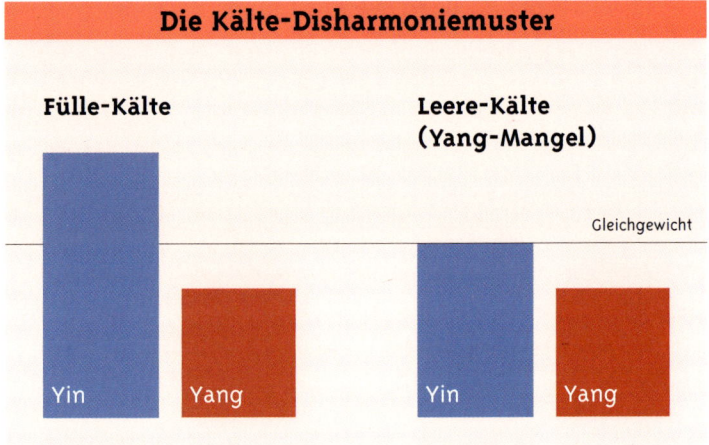

Die Kälte-Disharmoniemuster

Fülle-Kälte

Leere-Kälte (Yang-Mangel)

Gleichgewicht

Yin   Yang   Yin   Yang

Bei zu wenig Yang (Wärme) herrscht das Yin (Kälte) vor.

Das Rad der Wandlungen

Das Leben ist ständig im Fluß, Stillstand wäre der Tod. Das wußten auch die alten Chinesen. Und so schufen sie ein Modell der Welt, das diese nicht starr und unveränderlich darstellt. Es ist vielmehr Sinnbild des ewigen Kreislaufes der Veränderungen und letztlich auch ein Symbol unserer eigenen Vergänglichkeit.

Die Fünf Wandlungsphasen

Die Theorie von den »Fünf Wandlungsphasen« ist erst im vierten Jahrhundert vor Christus entstanden. Sie hat ihre Wurzeln in der Weltanschauung des Konfuzius. Deshalb wandten die alten Chinesen sie zunächst in der gesellschaftlichen Ethik und in der Politik an. Erst später entdeckte die Chinesische Medizin diese Theorie. Sie ist, wie schon erwähnt, im Huang Ti Nei Jing beschrieben.

Im Westen sehr beliebt

Als die Chinesische Medizin zu uns in den Westen kam, wurde zunächst eigentlich nur die Akupunktur bekannt. Unsere damaligen Ärzte hielten sie für die wichtigste Behandlungsform – und die Theorie von den Fünf Wandlungsphasen fälschlicherweise für ihre wichtigste Theorie. Die Akupunktur hat sich deshalb bei uns im Westen, besonders in den letzten vierzig Jahren, ganz eigenständig entwickelt.

In der TCM dagegen spielt die Theorie von den Fünf Wandlungsphasen nicht die wichtigste Rolle. Die Chinesen setzen sie vor allem ein,
● um geeignete Akupunkturpunkte auszuwählen oder
● in der Ernährungslehre.

Ich möchte Ihnen die Theorie von den Fünf Wandlungsphasen vor allem deshalb vorstellen, weil ich die Art und Weise, wie hier die Wirklichkeit betrachtet wird, für sehr interessant und vielschichtig halte. Ich glaube, daß es sich für Sie in jedem Fall lohnen wird, wenn Sie sich die Zeit nehmen und sich etwas näher damit befassen.

»Überlaß dich dem Zyklus der Dinge, gib hin dich den Wellen des großen Wandels, sei nicht glücklich und auch nicht in Angst. Und wenn es Zeit ist zu gehen, dann geh in Ruh und mach keinen unnötigen Aufruhr.«
T'ao Ch'ien, Taoist,
365 bis 427 nach Christus

Waagrechtes und senkrechtes Weltbild

Wenn Sie die Tabelle auf der gegenüberliegenden Seite waagrecht von links nach rechts lesen, erkennen Sie problemlos eine auch für uns logische Ordnung:
In der ersten Zeile finden Sie die Jahreszeiten, Frühling, Sommer, Herbst und Winter, in der zweiten die verschiedenen Himmelsrichtungen und so weiter.

Eine neue Ordnung entsteht

Die Fünf Wandlungsphasen, Holz, Feuer, Erde, Metall und Wasser, fügen dem Ganzen ein neues Ordnungssystem hinzu: Sie verknüpfen die Begriffe senkrecht.
Innerhalb dieser Theorie hängt also eine bestimmte Jahreszeit mit der dazugehörigen Himmelsrichtung, der passenden Farbe, einem Geschmack, einem Klima und so weiter zusammen. Man darf das wohl so verstehen: Die alten Chinesen betrachteten die Natur und stellten Zusammenhänge fest. Diese Beobachtungen beschrieben sie in Form eines Musters, das in der Medizin dann auch die Beziehungen zwischen den Organen »Zang Fu« (Aussprache und Beschreibung ab Seite 53) und deren Funktionen erklärt.

In der TCM-Literatur werden die Fünf Wandlungsphasen oft auch die »Fünf Elemente« genannt. Die Experten streiten sich immer noch, welche Bezeichnung treffender ist.

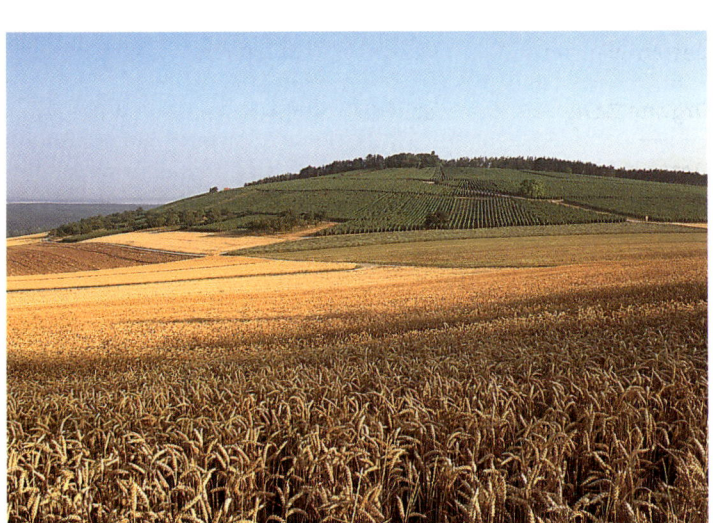

Der Herbst gehört wie die Ernte zum Element »Metall«.

Waagrechtes und senkrechtes Weltbild				
Wandlungsphasen	Holz	Feuer	Erde	Metall	Wasser
Jahreszeiten	Frühling	Sommer	Nachsommer	Herbst	Winter
Himmelsrichtungen	Ost	Süd	Mitte	West	Nord
Farben	grün	rot	gelb	weiß	schwarz
Geschmack	sauer	bitter	süß	pikant	salzig
Klima	Wind	Hitze	Feuchtigkeit	Trockenheit	Kälte
Entwicklungsphasen	Geburt	Wachstum	Umwandlung	Ernte	Speicher
Zahlen	8	7	5	9	6
Planeten	Jupiter	Mars	Saturn	Venus	Merkur
Lebewesen	Fische	Vögel	Menschen	Säugetiere	Schalentiere
Haus- und Nutztiere	Schafe	Hühner	Rinder	Hunde	Schweine
Getreidesorten	Weizen	Bohnen	Reis	Hanf	Hirse
Organe Zang	Leber-Gan	Herz-Xin	Milz-Pi	Lunge-Fei	Niere-Shen
Organe Fu	Gallenblase-Dan	Dünndarm-Xiaochang	Magen-Wei	Dickdarm-Dachang	Blase-Pangguang
Sinnesorgane	Augen	Zunge	Mund	Nase	Ohren
Gewebe	Sehnen	Gefäße	Muskeln	Haut	Knochen
Emotionen	jähzornig	freudig	nachdenklich	traurig	ängstlich
Geräusche	Schreien	Lachen	Singen	Weinen	Stöhnen
Äußere Erscheinung	Nägel	Gesicht	Lippen	Kopfhaar	Körperhaare
Yin und Yang	kleines Yang	starkes Yang	Mitte	kleines Yin	starkes Yin

Vertrautes und Fremdartiges

Manches an dieser neuen Ordnung ist Ihnen sicher vertraut: zum Beispiel, daß der Frühling zur Farbe Grün und zur Geburt als Entwicklungsphase gehört. Vieles mag Ihnen jedoch unverständlich und fremdartig erscheinen. Mir als TCM-Arzt geht aber oft »ein Licht auf«, wenn ich die senkrechte Ordnung im einzelnen betrachte. Zum Beispiel treten tatsächlich Leber- und Augenerkrankungen (Wandlungsphase »Holz«) oft gemeinsam auf. Daß auch oft ein Kranker mit Entzündung der Magenschleimhaut übermäßig viel nachdenkt (Wandlungsphase »Erde«), ist leichter verständlich. Tatsache ist auch, daß jemand oft gleichzeitig an Störungen der Nierenfunktion und an Ohrenklingen leidet (Wandlungsphase »Wasser«).

Zyklen der Erzeugung und Kontrolle

Wie der Name »Wandlungsphasen« schon sagt, stehen die einzelnen Elemente nicht unabhängig nebeneinander, sie befinden sich vielmehr in dynamischen Beziehungen zueinander. Die Theorie von den Fünf Wandlungsphasen beschreibt dabei zwei wichtige Kreisläufe innerhalb der Fünf Elemente und der Größen, die ihnen jeweils zugeordnet sind:
● den »Zyklus der gegenseitigen Erzeugung« und
● den »Zyklus der gegenseitigen Kontrolle«.

»Mutter« Erde gebiert »Sohn« Metall

Der Zyklus der Erzeugung beschreibt, wie die einzelnen Wandlungsphasen harmonisch ineinander übergehen, sich ineinander (ver-)wandeln. Zum Beispiel entwickelt sich der Frühling zum Sommer, zum Herbst und schließlich zum Winter – der sich wiederum zum Frühling wandelt. Ebenso folgt der Geburt das Wachstum, dem Osten der Süden und so fort. Im Norden schließt sich der Kreis und fängt mit dem Osten von neuem an. Nach Vorstellung der alten Chinesen »erzeugt« die jeweils vorangehende Wandlungsphase, die »Mutter«, die jeweils folgende, den »Sohn«. Auch hier müssen die Phasen einander harmonisch ablösen, nur dann herrscht Ordnung. Für die Medizin bedeutet dies: Wenn die Zyklen harmonisch ablaufen, bleibt der Mensch gesund. Wird der Kreislauf ungleichmäßig, entsteht Krankheit.

Die ewige Wandlung der Dinge – und damit die Vergänglichkeit auch unseres Seins beschreibt Laotse in einfachen Worten: »Ins Leben treten heißt auch, in den Tod eingehen«.

Wasser kontrolliert Feuer

Die Fünf Wandlungsphasen beinhalten noch einen zweiten dynamischen Kreislauf: den Zyklus der Kontrolle. Er besagt, daß ein Element das jeweils übernächste kontrolliert:

● Holz kontrolliert Erde – mit einem Holzwerkzeug wird die Erde bearbeitet;

● Erde kontrolliert Wasser – Land begrenzt Wasser;

● Wasser kontrolliert Feuer – es kann Brände löschen;

● Feuer kontrolliert Metall – im Ofen schmilzt es das Metall;

● Metall wiederum kontrolliert Holz – die Axt fällt den Baum.

Wieder schließt sich der Kreis. Es herrscht Ordnung, wenn ein Element das übernächste ausreichend kontrolliert, und wenn es selbst vom vorletzten Element genügend kontrolliert wird. Sonst ist der natürliche Ablauf gestört.

Das Gleichgewicht innerhalb der Elemente reguliert sich selbst: Denn zwar kontrolliert das Holz die Erde, aber diese bringt das Metall hervor – und dieses wiederum kontrolliert das Holz. Auch zwischen beiden Zyklen bestehen also Verbindungen.

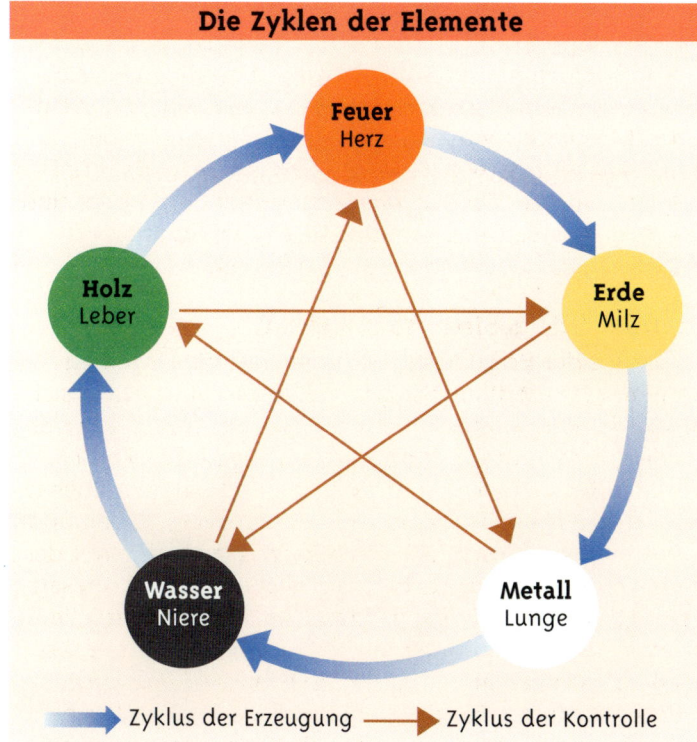

Die Zyklen der Elemente

Feuer
Herz

Erde
Milz

Holz
Leber

Metall
Lunge

Wasser
Niere

→ Zyklus der Erzeugung   → Zyklus der Kontrolle

Ein Element erzeugt das nächste und kontrolliert das übernächste.

Wenn das Rad ins Stocken gerät

Störungen der Harmonie, die den reibungslosen Übergang zwischen den Wandlungsphasen unterbrechen, kommen auf dreierlei Arten zustande:
● Ein Element ist zu schwach.
● Ein Element kontrolliert ein anderes im Übermaß.
● Ein Element schafft es nicht, seine Kontrollaufgabe gegenüber einem anderen ausreichend wahrzunehmen.

Ein Element ist zu schwach

Wenn ein Element schwach ist, kann es daran liegen, daß im Sinne des Zyklus der Erzeugung seine »Mutter« es nicht ausreichend »nähren« kann. Auf die TCM übertragen bedeutet das: Wenn die Nierenfunktion (Wasser) eines Menschen gestört ist, kann das an einer Schwäche der Lunge (Metall) liegen. Tatsächlich läßt sich dieser Zusammenhang zum Beispiel bei Patienten mit chronischem Asthma nachweisen.

Wenn ein Element zu stark wird

Aber auch ein Element, das zu stark wird, kann Schaden anrichten. Dann überwindet es die Kontrolle, die das vor-

Indem sie Techniken verwendet, die bei Schwäche anregen und bei übermäßiger Stärke beruhigen, kann die TCM mit der Fünf-Elemente-Theorie sehr wirksam behandeln. Vor allem die Akupunktur und die chinesische Ernährungslehre werden in diesem Sinne eingesetzt.

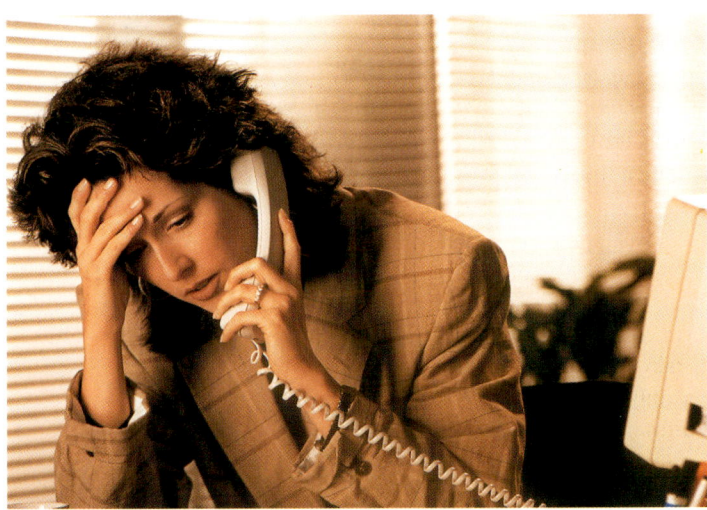

Bürostreß kann zu Verdauungsstörungen führen. Schuld daran ist eine überaktive Leber, das Element Holz wurde zu stark.

38

letzte Element eigentlich ausüben sollte. Und es übertreibt seinerseits die Kontrolle des übernächsten Elementes. Ein Beispiel: Wenn die Leber (Holz) zu aktiv ist, kann sie die Lunge (Wasser) »besiegen«, die die Leber eigentlich in Zaum halten sollte. Außerdem übertreibt die Leber dann ihre Kontrolle der Milz (Erde). Das ist der Fall, wenn jemand wegen ständigem Streß im Büro Verdauungsstörungen hat.

Wenn die Kontrolle versagt

Auch die dritte mögliche Form des Ungleichgewichts in der Theorie der Fünf Wandlungsphasen kennt ein Arzt aus seiner Praxis: daß ein Element nicht stark genug ist, um das übernächste Element in ausreichendem Maß zu kontrollieren. Hierzu ebenfalls ein Beispiel: Wenn die Leber (Holz) zu schwach ist, den Magen (Metall) zu kontrollieren, kann dieser die natürliche Kontrolle überwinden. Die Folgen sind Magenhitze in Form von Sodbrennen oder Gastritis sowie Kopfschmerzen.

Im Frühling trägt der Kaiser »grün«

Der folgende Bericht ist ein amüsantes Beispiel dafür, wie sehr die Theorie von den Fünf Wandlungsphasen einst in das praktische Leben des chinesischen Kaisers eingriff. So mächtig der Kaiser auch war, er mußte doch viele Regeln befolgen. Der chinesische Schriftsteller Lü Pu-Wei schilderte im 3. Jahrhundert vor Christus, welche Vorschriften der Kaiser und sein Hofstaat im Laufe der vier Jahreszeiten einhalten mußten:

Der Jahresrhythmus am kaiserlichen Hof

»In den drei Frühlingsmonaten hält sich der Kaiser im östlichen Trakt der Halle des Lichtes … auf. Er fährt in einem Wagen, den grünlich schimmernde Drachenpferde ziehen. Die Banner sind grün. Der Hofstaat kleidet sich in grüne Gewänder und trägt grüne Jade. Der Kaiser hält auf dem östlichen Anger Opferfeiern ab. Er befiehlt seinen Ministern, großmütig und milde zu sein und zu verhindern, daß Bäume gefällt werden oder daß man zu den Waffen greife …

Auch die Jade, ein wertvoller kaiserlicher Schmuckstein, mußte in ihrer Farbe den Jahreszeiten angepaßt werden.

In den drei Sommermonaten hält sich der Kaiser im südlichen Trakt der Halle des Lichtes auf. Er fährt in einem Scharlachwagen mit fuchsroten Pferden. Die Banner sind rot. Der Hofstaat kleidet sich in rote Gewänder und trägt rote Jade. Er befiehlt seinen Ministern, würdige Personen für Auszeichnungen vorzuschlagen und das Volk zur Aufbietung aller seiner Kräfte anzuspornen.

In den letzten Tagen der Sommermonate hält sich der Kaiser in den mittleren Räumen der Halle des Lichtes auf. Er fährt in einem gelben Wagen, mit Falben bespannt. Die Banner sind gelb. Der Hofstaat kleidet sich in gelbe Gewänder und trägt gelbe Jade. Der Kaiser hält im mittleren Tempel Opferfeiern ab.

In den drei Herbstmonaten hält sich der Kaiser im westlichen Trakt der Halle des Lichtes auf. Er fährt in einem Kriegswagen, der von Schimmeln gezogen wird. Die Banner sind weiß. Der Hofstaat kleidet sich in weiße Gewänder und trägt weiße Jade.
Der Kaiser hält auf dem westlichen Anger Opferfeiern ab. Er befiehlt seinen Ministern, Gesetze zu revidieren und Gericht abzuhalten. In Kriegsgewand gekleidet, beteiligt er sich persönlich an den Jagden.

In den drei Wintermonaten hält sich der Kaiser im nördlichen Trakt der Halle des Lichtes auf. Er fährt in einem schwarzen Wagen mit einem Rappengespann. Die Banner sind schwarz. Der Hofstaat kleidet sich in schwarze Gewänder und trägt schwarze Jade. Der Kaiser hält am nördlichen Anger Opferfeiern ab. Er befiehlt seinen Ministern, für die Vorratslager zu sorgen und alle notwendigen Reparaturen an den Toren und Riegeln vornehmen zu lassen.«

Die »Halle des Lichtes« war das bedeutendste Gebäude für Kulthandlungen am chinesischen Kaiserhof. »Falben« sind blaßgelbe Pferde mit schwarzer Mähne, schwarzem Schweif, schwarzen Hufen und einem dunklen Haarstreifen in der Mitte des Rückens.

Sie haben es sicher bemerkt: Die empfohlenen Verhaltensweisen richten sich ganz genau nach der senkrechten Ordnung. Im Frühjahr sollen die Minister »großmütig und milde« sein, um die Frühlings-Emotionen »Ärger« und »Jähzorn« auszugleichen. Und sie müssen »verhindern, daß Bäume gefällt werden«, denn ansonsten würde das Element Metall das Element Holz vernichten.

Die fünf Grundsubstanzen des Lebens

Der Kosmos besteht aus Qi. Alle Lebewesen und Dinge
sind Verkörperungen dieser einen Kraft. In uns Menschen
ist das Qi in fünf Formen verkörpert, den fünf Grundsubstanzen. Aus der Sicht der alten Chinesen vertritt jede
von ihnen einen anderen Aspekt des Seins (die Aussprache der chinesischen Begriffe finden Sie im Text):

● »Qi« selbst gilt als die Lebensenergie;
● »Essenz-Jing« als die Kraft des Wachsens, des Werdens,
und als die menschliche Konstitution;
● »Blut-Xue« als die nährende Energie in flüssiger Form;
● »Geist-Shen« als das Bewußtsein, der Schlaf und das Gefühl;
● »Körperflüssigkeiten-Jinye« als der Wasserspeicher.

Qi: Urstoff des Kosmos

Nach chinesischer Vorstellung ist die Welt, ja der ganze
Kosmos, von einer feinstofflichen Substanz durchzogen:
der Lebensenergie Qi. Auch in uns fließt das Qi. Wir alle
nehmen es laufend in uns auf: indem wir zum Beispiel
atmen oder essen. Doch Qi bedeutet mehr als das. Es
umfaßt die geistige und seelische Energie jedes Lebewe-
sens. Qi ist die Kraft, die innerhalb und außerhalb des Körpers alles steuert – Lebendiges wie »tote« Materie. Aus Qi
bestehen auch die anderen Grundsubstanzen.

Quellen der Lebensenergie

Jeder Mensch besitzt zwei Formen von Qi: vererbtes und
erworbenes. Das vererbte, oder auch Ursprungs-Qi, erhalten
wir von unseren Eltern und speichern es in der Niere-Shen.
Es verbraucht sich im Laufe des Lebens – wir können es
nicht wieder auffüllen. Das erworbene Qi nehmen wir in
Form von Atem- oder Nahrungs-Qi ständig neu auf.
Ursprungs-Qi, Atem-Qi und Nahrungs-Qi bilden zusammen
das »Wahre Qi«. Dieses fließt durch den Körper und hat verschiedene Namen, seiner jeweiligen Funktion entsprechend.

**»Das Tao entstand aus der
Leere, und die Leere formte
das Universum. Das Universum
gebar das Qi. Das Leichte und
Klare strebte nach oben, um
den Himmel zu bilden, das
Schwere und Trübe verfestigte
sich und formte die Erde.«
Huai Nan Zi, taoistischer Philosoph, um 120 vor Christus**

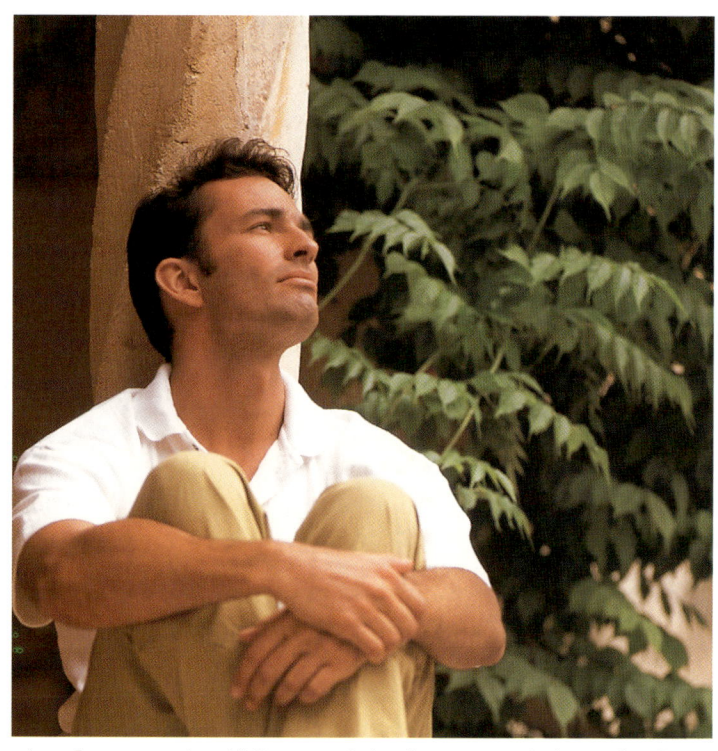

Der Physiker Albert Einstein bestätigte im Prinzip mit seiner Relativitätstheorie, was die alten Chinesen von der Lebenskraft Qi dachten: Daß die Welt aus Energie und Materie besteht und beides untrennbar zusammenhängt und ineinander übergeht.

Die Lebensenergie Qi können wir in der Natur wieder auftanken.

Ernährt es unseren Körper, heißt es »Nährendes Qi«; bekämpft es krankmachende Einflüsse von außen, zum Beispiel Viren oder Bakterien, heißt es »Abwehr-Qi«; bildet es Organe und steuert die Organfunktionen, dann heißt es »Organ-Qi« und so weiter. Wie schon gesagt, bestehen auch die anderen vier Grundsubstanzen aus Qi. Sie sind nur verschiedene Erscheinungsformen desselben »Urstoffes«.

Was den Strom blockiert

Nun wird klar, warum das Qi für die Traditionelle Chinesische Medizin so außerordentlich wichtig ist. Denn nur, wenn genug davon im Körper frei fließt, ist ein Mensch gesund. Fehlt Qi, oder ist sein freier Fluß blockiert, wird der Mensch krank. Vier Störungen sind hier möglich: »Qi-Stau«, »rebellierendes Qi«, »Qi-Mangel« und »sinkendes Qi«.

Stauung des Qi

Zu einer Stauung des Qi kann es aus verschiedenen Gründen kommen: durch Einflüsse von außen, wie zum Beispiel Kälte und Hitze, aber auch durch Verletzungen. Oder durch innere Einflüsse, sprich belastende Gefühle. Also wiederum aufgrund von äußeren oder inneren Disharmonisierenden Kräften. Wenn Ihr Qi gestaut ist, merken Sie das ganz leicht: Sie empfinden dann nämlich irgendwo in Ihrem Körper Schmerzen. Kopfschmerz, Bauchschmerz oder Kreuzschmerz sind nur einige Folgen von gestautem Qi. Ihr TCM-Arzt wird in einem solchen Fall versuchen, die Stauung zu beseitigen und den Qi-Fluß wieder anzuregen.

Beschwerden bei Qi-Stau	
Magen und Bauch	Blähungen und Völlegefühl, Spannungsgefühl im Magen und Bauchraum oder an wechselnden Körperstellen, Knoten im Unterleib, die kommen und gehen
Gesicht	Gesichtsschmerz
Seele	Reizbarkeit, bedrückendes Gefühl, schwankende Stimmungen, häufiges Seufzen

Rebellierendes Qi

Normalerweise fließt das Qi eines bestimmten Organs immer in eine festgelegte Richtung. Das Magen-Qi zum Beispiel fließt gewöhnlich nach unten, denn der Magen bearbeitet die Nahrung und gibt sie dann nach unten an den Darm weiter. Rebellierendes Qi fließt in die – für das jeweilige Organ – falsche Richtung. So fließt beispielsweise rebellierendes Magen-Qi nach oben, statt nach unten. Folgerichtig verursacht aufsteigendes Magen-Qi Übelkeit und Erbrechen. Bei den anderen Organen verhält es sich ganz ähnlich. Auch Lungen-Qi fließt zum Beispiel in der Regel nach unten. Wenn das Lungen-Qi rebelliert, also nach oben steigt, muß der Betreffende heftig husten, er spuckt Schleim und im schlimmeren Fall sogar Blut.

Bedenkt man, daß Schmerzen im chinesischen Sinne eine Stauung des Qi anzeigen, stimmt es nachdenklich, daß nach Schätzungen der Deutschen Schmerzgesellschaft in Deutschland tagtäglich fünf Millionen Menschen von chronischen Beschwerden gepeinigt werden.

Beschwerden bei rebellierendem Qi	
Magen	Aufstoßen, Sodbrennen, Übelkeit, Erbrechen
Herz	Unruhe, Schlafstörungen
Lunge	Husten, Asthma
Niere	Asthma
Leber	Kopfschmerz, Schwindelgefühl, Durchfall, Übelkeit

Mangel des Qi

Eine häufige Störung ist der Qi-Mangel. Seine Ursachen sind vielfältig: zum Beispiel Fehler bei der Ernährung, zu viel Arbeit, zu viel Sex, Erkrankungen, die »verschleppt« sind oder lange andauern. Sie können an Qi-Mangel erkranken durch alles, was viel von ihrer Energie verbraucht: Sie fühlen sich dann matt und schlapp. Ihr TCM-Arzt muß nun Ihr Qi stärken.

Häufiger als andere Organe betrifft der Qi-Mangel die Lungen oder die Milz.

Beschwerden bei Qi-Mangel	
Herz	Herzklopfen
Lunge	Atemnot, schwache Stimme, spontanes Schwitzen
Niere	häufiger Harndrang, Inkontinenz, schwache Beine, Unfähigkeit Wasser zu lassen
Milz	Appetitlosigkeit, Durchfall, Müdigkeit

Sinkendes Qi

Das Qi, vor allem das Qi der Milz, hat eine weitere wichtige Aufgabe: Es muß die Organe an ihrem Platz halten. Ist das Qi zu schwach, sinken die Organe ab. Auf diese Weise entstehen Erkrankungen wie Senk-Magen oder -Niere. Das sinkende Qi ist eine Sonderform des Qi-Mangels. Zur Behandlung muß Ihr TCM-Arzt also Ihr Qi stärken.

Beschwerden bei sinkendem Qi	
Allgemein-befinden	Müdigkeit, Mattigkeit, Konzentrationsschwäche, Gefühl, »alles drängt nach unten«
Organe	Organsenkungen und -vorfälle, etwa bei Magen, Gebärmutter, Darm, Vagina und Blase
Seele	Lustlosigkeit, Depression

Essenz-Jing: Quelle des Wachstums

Die Essenz-Jing (sprechen Sie »Essenz-Tsching«) ist nach chinesischer Vorstellung für unser Wachstum, die Fortpflanzung und unsere Entwicklung zuständig. Wie das Ursprungs-Qi wird auch sie uns von den Eltern vererbt und in der Niere gespeichert. Wir können die Essenz-Jing im Laufe des Lebens nur verbrauchen und nicht mehr vermehren.

Auf Seite 46 finden Sie eine originelle Beschreibung, wie die Essenz-Jing den Lebenszyklus von Männern und Frauen lenkt (Huang Ti Nei Jing, 500 bis 300 vor Christus):

Ob wir nun mehr oder weniger Essenz-Jing von unseren Eltern vererbt bekommen haben, »zu kurz« scheint uns das Leben immer: »Ein Menschenleben gleicht dem Tau auf den Gräsern am Morgen.« Chinesische Weisheit

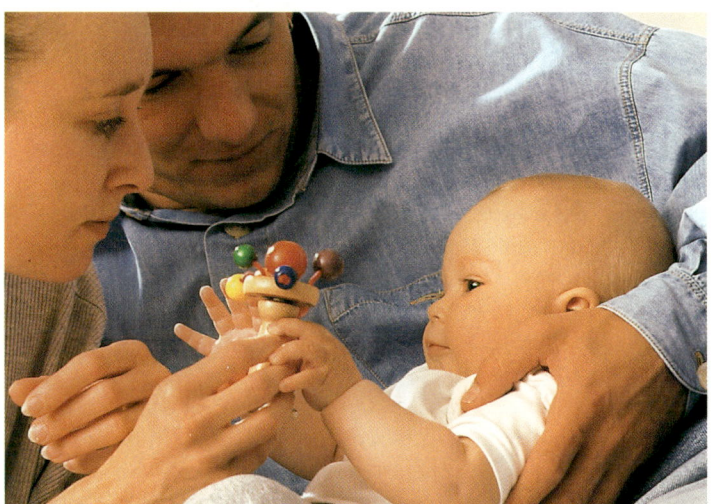

Das Potential für Wachstum und Fortpflanzung ist nach chinesischer Ansicht bereits von Geburt an festgelegt.

Der Zyklus des Lebens

»Die Nierenenergie eines Mädchens erlebt im Alter von sieben Jahren eine Fülle, ihre Milchzähne werden durch die zweiten Zähne ersetzt, ihr Haar wächst. Mit 14 trifft Tau des Himmels ein, das Konzeptionsgefäß beginnt zu fließen, das Durchdringungsgefäß-chongmai ist in Blüte, die Blutungen kommen regelmäßig, und sie kann empfangen. Mit 21 erreicht die Nieren-Essenz einen Höhepunkt, die Weisheitszähne brechen durch, das Wachstum ist auf dem Höhepunkt. Mit 28 werden Sehnen und Knochen stark, das Haar wird am längsten, und der Körper ist stark und blühend. Mit 35 werden die Yang-Ming-Leitbahnen schwächer, das Gesicht beginnt zu welken, das Haar beginnt auszufallen. Mit 42 sind alle drei Yang-Leitbahnenpaare schwach, das Gesicht wird dunkler, das Haar beginnt zu ergrauen. Mit 49 ist das Konzeptionsgefäß leer, das Durchdringungsgefäß erschöpft, der Tau des Himmels trocknet aus, die Erdpassage ist nicht offen, so daß Schwäche und Unfruchtbarkeit einsetzen.

Beim Mann erreicht die Nierenenergie eines Knaben mit acht seine Fülle, Haare und Zähne wachsen. Mit 16 ist seine Nierenenergie noch stärker, der Tau des Himmels trifft ein, die Essenz ist üppig und in Fluß, Yin und Yang sind in Harmonie, und er kann ein Kind zeugen. Mit 24 erreicht die Nierenenergie einen Höhepunkt, Sehnen und Knochen sind am stärksten, die Weisheitszähne kommen durch, das Wachstum ist auf einem Höhepunkt. Mit 32 sind die Sehnen und Knochen am stärksten, auch die Muskeln sind gut ausgebildet und voll Kraft. Mit 40 beginnt eine Nierenschwäche, das Haar beginnt auszufallen, die Zähne werden locker. Mit 48 ist das Yang-Qi erschöpft, das Gesicht wird dunkler, das Haar ergraut. Mit 56 ist die Leberenergie geschwächt, die Sehnen können sich nicht bewegen, der Himmelstau trocknet aus, die Niere wird schwach, der Körper beginnt alt zu werden. Mit 64 sind Haar und Zähne verschwunden.«

Mit dem »Tau des Himmels« ist beim Mädchen die Monatsblutung, beim Jungen der Samen gemeint. Die »Erdpassage«, von der bei der Frau die Rede ist, bezeichnet die Gebärmutter.

Ein Mangel führt zu Wachstumsstörung

Die Essenz-Jing entspricht im wesentlichen dem, was wir in der westlichen Medizin unter der »Konstitution« verstehen, also der körperlichen und seelischen Verfassung eines Menschen. Bei der Essenz-Jing gibt es nur eine Form der Disharmonie: den Mangel. Hat ein Mensch zu wenig Essenz-Jing geerbt, sind sein Wachstum, seine Fähigkeit, sich fortzupflanzen und seine Entwicklung gestört. Auch ein TCM-Arzt könnte den Essenz-Jing-Mangel nicht beheben. Er kann seinem Patienten aber helfen, die vorhandene Essenz-Jing zu pflegen.

Beschwerden bei Mangel der Essenz-Jing	
Wachstum, Fortpflanzung und Entwicklung	Verzögertes Wachstum, schwacher Knochenbau, häufige Abgänge, lockere Zähne, Haarausfall, graue Haare in frühem Alter
Sexualität	schwaches sexuelles Verlangen, Impotenz
Kopf	Schwindelgefühle, Ohrklingen, schwache Konzentration, schlechtes Gedächtnis
Immunsystem	schwache Körperabwehr, oft erkältet, ständiger Schnupfen, Allergien

Blut-Xue: Energie in flüssiger Form

Die engste Beziehung innerhalb der Fünf Grundsubstanzen herrscht zwischen dem Qi und seiner Erscheinungsform »Blut-Xue« (sprechen Sie »Blut-Schüe«). Das Qi fließt in Form des Blut-Xue durch den Körper. Das Blut-Xue hat die Aufgabe, den Körper zu ernähren und die Gewebe zu befeuchten.

Mangel des Blut-Xue

Eine mögliche Störung beim Blut-Xue ist der Mangel. Schuld daran hat meist eine schwache Milz-Pi (Seite 53 f.). Denn die alten Chinesen dachten, daß die Milz unser Blut bildet. Außerdem ist die Milz-Pi laut TCM für die Verdauung zuständig. Wie gut sie arbeitet, hängt wiederum davon ab, was Sie essen. Schlechte Ernährung löst also einen Blut-Xue-Mangel aus.

!

Ich verwende bei Blut-Xue und den folgenden Begriffen jeweils Doppelnamen aus einem deutschen und einem chinesischen Wort. Das tue ich, damit Sie die TCM-Begriffe unterscheiden können von den Namen der Organe, wie sie in der Schulmedizin verwendet werden.

Beschwerden bei Mangel des Blut-Xue	
Gesicht	blass und fahl, blasse Lippen, Zunge ist blaß, unscharfes Sehen
Haut und Haare	matte und trockene Haut, trockene Haare
Empfindungen	Taubheitsgefühle an verschiedenen Körperstellen, meist in den Gliedmaßen
Frauen	Monatsblutung schwach oder fehlend

Die Chinesische Medizin bietet verschiedene Methoden, um einen Qi-Stau zu beseitigen und den Qi-Fluß wieder anzuregen. Besonders geeignet hierfür sind die Akupunktur (Seite 77) und folgende Methoden, die Sie nach Anleitung in diesem Buch selbst anwenden können: Gesundheits-Massage (Seite 85), Qigong (Seite 104) und Meridiangymnastik (Seite 118).

Stauung des Blut-Xue

Da beide Grundsubstanzen untrennbar zusammengehören, wundert es Sie sicher nicht: Wenn das Blut-Xue nicht mehr fließt, staut sich auch das Qi. Wenn umgekehrt der Qi-Fluß stockt, ist immer ein Stau des Blut-Xue die Folge. Wie beim Qi-Stau gilt deshalb, daß Schmerzen immer ein Zeichen für gestautes Blut-Xue sind. Als Gegenmaßnahme muß der TCM-Arzt auch in diesem Fall den freien Fluß wiederherstellen.

Beschwerden bei Stau des Blut-Xue	
Gesicht	dunkle Farbe, Lippen und Zunge violett
Schmerz	bohrender und stechender Schmerz an einer bestimmten Körperstelle
Nägel	bläulich-violett
Frauen	dunkle, klumpige Regelblutungen

Hitze im Blut-Xue

In Hitze bringen Sie Ihr Blut-Xue meist durch emotionale Spannungen. Mögliche andere Ursachen sind auch innere Hitze-Zustände der Organe, vor allem der Milz-Pi und der Leber-Gan (Seite 64). Hitze im Blut-Xue führt unter anderem dazu, daß Blut aus den Blutgefäßen austritt. Die Folge dieser

Disharmonie sind deshalb verschiedene Formen von Blutungen. Um die Hitze im Blut-Xue zu behandeln, muß Ihr TCM-Arzt das Blut-Xue kühlen.

Beschwerden bei Hitze im Blut-Xue	
Haut	fühlt sich heiß an und juckt, rote Hautausschläge
Gesicht	trockener Mund, rote Zunge
Blut	alle krankhaften Blutungen

Geist-Shen: Bewußtsein und Gefühl

Der »Geist-Shen« (sprechen Sie »Geist-Schen«) ist in der Chinesischen Medizin Sitz des Geistes und des Intellekts. Er ist Sinnbild für unser Bewußtsein, ebenso wie für unser Unterbewußtsein. Deshalb verkörpert er außerdem unsere Gefühle und seelischen Kräfte und er ist der Hüter unseres Schlafs. Störungen des Geist-Shen sind deshalb verantwortlich dafür, wenn
● Sie sich nicht gut konzentrieren können;
● Ihr Gedächtnis Sie oft im Stich läßt;
● Sie an der Seele erkranken;
● Sie schlecht ein- oder durchschlafen können.

Körperflüssigkeiten-Jinye: fließende Kraft

Die fünfte Grundsubstanz heißt »Körperflüssigkeiten-Jinye« (sprechen Sie »Tschin-Je«). Sie hat die Aufgabe, Ihren Körper mit Flüssigkeit zu versorgen. Damit ist das Wasser im Blutkreislauf genauso gemeint wie zum Beispiel die Flüssigkeit in den Gelenken oder in anderen Geweben. Zu Beschwerden kommt es, wenn zu wenig Körperflüssigkeit vorhanden ist, oder wenn sich Flüssigkeit anstaut. Bei Störungen der Körperflüssigkeiten-Jinye haben Sie deshalb:
● trockene Schleimhäute und Durst, Sie scheiden zu wenig Harn aus, oder
● Schwellungen, weil Ihr Körper Wasser ansammelt.
Sie müssen dann Ihre Körperflüssigkeiten auffüllen oder den Stau, der entstanden ist, wieder beseitigen.

Nach der chinesischen Theorie wohnt der Geist-Shen im »Herz-Xin« (sprechen Sie »Herz-Schin«, Seite 53f.). Deshalb sind die Störungen des Geist-Shen gleich denen des Herz-Xin. Sie werden auch so behandelt.

Meridiane und Organe – das Netzwerk des Lebens

Nach chinesischer Vorstellung durchfließt die Lebensenergie in Leitbahnen, den sogenannten »Meridianen«,
unseren Körper. Sie verbinden alle Teile unseres Organismus untereinander und die Yin-Organe »Zang« mit den
Yang-Organen »Fu«. Auf diesen Leitbahnen, deren Exi-
stenz die alten Chinesen »erspürt« haben, liegen besondere Punkte: die Akupunkturpunkte.

Leitbahnen schaffen Verbindungen

Die Meridiane überziehen unseren ganzen Körper wie ein
Netz. Dieser Teil der Energiebahnen trägt auch die sogenannten Akupunkturpunkte, an denen TCM-Therapeuten
die Akupunkturnadeln einstechen. Die Meridiane haben
aber auch innere Verläufe. So verbinden sie alle inneren
Organe untereinander, mit anderen Körpergeweben und
mit der Körperoberfläche. Letztlich steht durch die Meri-
dian-Bahnen im Körper alles mit allem in Kontakt.

Sie dürfen sich die Meridiane
ähnlich vorstellen, wie beispielsweise Ihre Blutgefäße
oder Ihr Nervensystem. Allerdings sind die Meridiane
nicht wissenschaftlich nach-
zuweisen. Nach chinesischer
Vorstellung zirkuliert in
ihnen die Lebenskraft Qi.

Zusammenhänge werden deutlich

Auf den ersten Blick sieht es vielleicht ziemlich chaotisch
aus, was da so alles miteinander vernetzt sein soll. Jahrtau-
sendealte Erfahrungen bestätigen jedoch die beschriebenen
Zusammenhänge:
Oft klagen Patienten in meiner Praxis über Kopfschmerzen
an der Stirn und gleichzeitige Magenschmerzen. Eine genaue
Untersuchung bestätigt häufig, daß die Magenschleimhaut
entzündet ist. Es liegt daher nahe, anzunehmen, daß es eine
Verbindung zwischen diesen beiden Körperstellen gibt.
Tatsächlich werden sie nach chinesischer Vorstellung durch
den »Magen-Meridian« verbunden. Weitere, häufig auftre-
tende Beschwerden sind: Reizbarkeit, Schmerzen, Spannungs-
gefühl im rechten Oberbauch und Entzündungen der Augen.
Diese Zusammenhänge wiederum lassen sich leicht erklären
durch den Leber-Meridian und das Organ »Leber-Gan«.

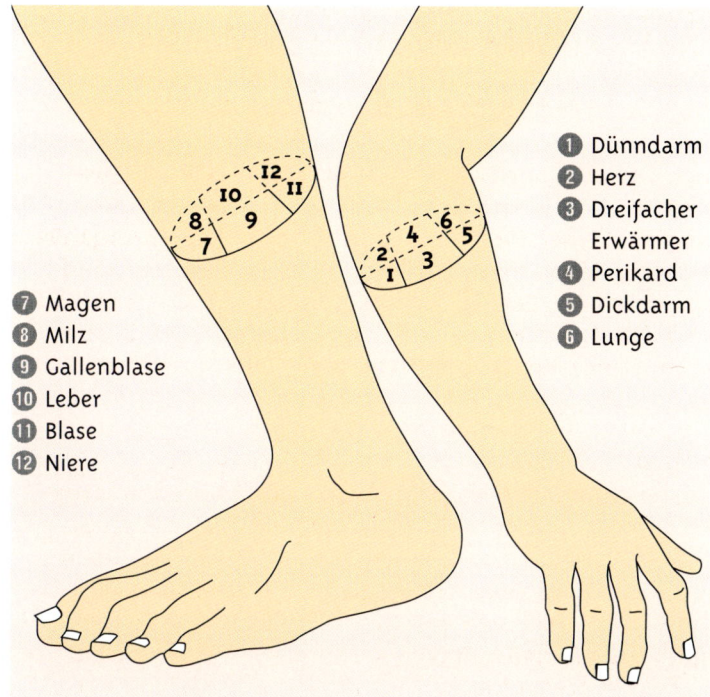

① Dünndarm
② Herz
③ Dreifacher
    Erwärmer
④ Perikard
⑤ Dickdarm
⑥ Lunge

⑦ Magen
⑧ Milz
⑨ Gallenblase
⑩ Leber
⑪ Blase
⑫ Niere

Der chinesische Name eines Meridians besteht aus mehreren Teilen. Er bezeichnet das zugehörige Organ, die Extremität (Hand oder Fuß) und das Segment (zum Beispiel Mitte-innen), das er versorgt.

Über die Meridiane können Organe beeinflußt werden — jede Leitbahn verläuft über einen anderen Abschnitt der Arme und Beine.

Haupt- und Neben-Meridiane

In der Zeichnung oben können Sie sehen, wie die Meridiane nach der Vorstellung der TCM in unserem Körper verlaufen. Sie zeigt einen gedachten Querschnitt durch einen Unterarm und einen Unterschenkel. Durch drei Linien wurden die Schnittflächen in jeweils sechs Bereiche geteilt. Nun können Sie mit Hilfe der Angaben »hinten«, »vorne«, »außen«, »innen« und »Mitte« genau zwölf Bereiche benennen. Über jeden verläuft ein Meridian. Diese zwölf Meridiane werden als Haupt-Meridiane bezeichnet. Beispielsweise liegt am Bein hinten-außen der Blasen-Meridian und am Arm vorne-innen der Lungen-Meridian. Dabei ist jeder (äußere) Yang- mit seinem spiegelbildlich gelegenen (inneren) Yin-Meridian besonders verbunden.

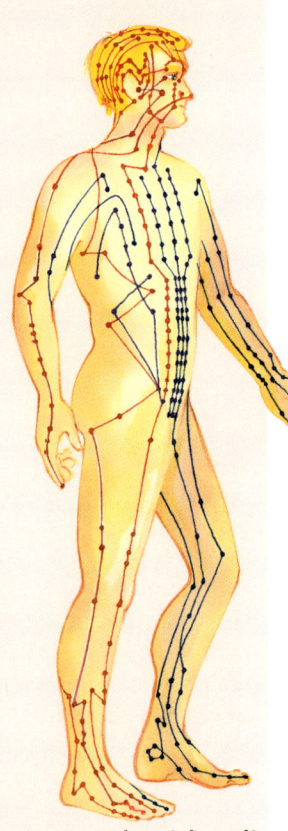

Wie ein Netz überziehen die Yin- (hier blau) und Yang-Meridiane (hier rot) unseren Körper. Auf diesen Meridianen befinden sich die einzelnen Akupunkturpunkte.

Qi-Fluß nach der »Uhr«

Bereits im Huang Ti Nei Jing ist genau beschrieben, in welcher Richtung und in welchem Rhythmus das Qi durch die Meridiane fließt: In 24 Stunden fließt es einmal durch alle zwölf Haupt-Meridiane und die von ihnen versorgten Gewebe und Organe. Aus dieser Feststellung abgeleitet, entstand die sogenannte chinesische »Organuhr«. Mit ihrer Hilfe kann der TCM-Arzt wichtige Rückschlüsse für die Diagnose und Behandlung ziehen. Wenn zum Beispiel ein Patient immer nachts zwischen ein und drei Uhr aufwacht, weist das auf eine Störung der Funktion der Leber-Gan hin. Im Idealfall nimmt der Kranke dann zu dieser Zeit einen entsprechenden Arzneimitteltee ein.

Auffanggefäße für zuviel Energie

Neben den zwölf Haupt-Meridianen gibt es noch acht »Neben-Meridiane«. Für die Behandlung, besonders mit Akupunktur, sind diese Neben-Meridiane sehr wichtig. Allerdings haben nur zwei Neben-Meridiane eigene Akupunkturpunkte. Die anderen kann Ihr Akupunkteur nur über Punkte der Haupt-Meridiane beeinflussen. Diese Neben-Meridiane dienen als eine Art »Überlaufbecken« für die Haupt-Meridiane.

Ist in diesen zuviel Energie, füllen sich die Neben-Meridiane mit dem »Überschuß«. Führen Ihre Haupt-Meridiane zu wenig Qi, werden sie aus den Neben-Meridianen wieder gespeist.

Yin- und Yang-Organe

Die Theorie von den inneren Organen Zang Fu ist das Herzstück der TCM. Sie ist entstanden, indem die alten Chinesen bestimmte Körperfunktionen bestimmten Organen zugeschrieben haben. Sie entsprechen nicht unseren wirklichen Organen, sondern der alten chinesischen Vorstellung davon. Deshalb bezeichne ich sie immer mit ihrem deutsch-chinesischen Namen. Es gibt nach der Theorie drei verschiedene Gruppen von inneren Organen:

- die »inneren Organe Zang«, die zum Yin gehören,
- die »inneren Organe Fu«, die zum Yang gehören und
- die sogenannten »außerordentlichen Organe«.

All diese Organe übernehmen jeweils bestimmte Aufgaben im Körper und »öffnen« sich jeweils in ein bestimmtes Sinnesorgan. Deshalb können die Organe von bestimmten Störungen heimgesucht werden, die ihrer jeweiligen Funktion oder der des zugehörigen Sinnesorgans entsprechen.

Die inneren Organe Zang

Wie gesagt, sind die Organe Zang dem Yin zugeordnet. Es gibt sechs Organe Zang: »Herz-Xin« (sprechen Sie »Herz-Schin«), »Milz-Pi«, »Leber-Gan«, »Lunge-Fei«, »Perikard- Xinbao« (der Herzbeutel, sprechen Sie »Perikard-Schinbau«) und »Niere-Shen«.
Ähnlich wie jeder Yang-Meridian mit »seinem« Yin-Meridian gekoppelt ist, arbeitet auch jedes Organ Zang (Yin) mit einem Organ Fu (Yang) zusammen. Diese Verbindung kennen zum Teil auch unsere westlichen Mediziner. Zum Beispiel sind Lunge-Fei und »Dickdarm-Dachang« (ein Organ Fu, sprechen Sie »Datschhang«) eng verbunden – und laut moderner wissenschaftlicher Forschung geht der eine Teil unserer körperlichen Abwehr von den Lungen aus, der andere vom Dickdarm.

Das Herz-Xin öffnet sich in die Zunge

Wie Sie aus der Tabelle auf der folgenden Seite ersehen können, hat jedes Ihrer Organe Zang seine besonderen Aufgaben und kontrolliert bestimmte Bereiche Ihres Körpers. Störungen in diesen Bereichen sind dann typisch für das jeweilige Organ Zang. Allerdings überschneiden sich manchmal die Beschwerden etwas. Ein erfahrener TCM-Arzt berücksichtigt jedoch all Ihre Beschwerden und deren Kombination – auf diese Weise findet er die Ursache. Er behandelt Ihre Störungen, indem er mit Hilfe von Arzneien oder anderen Heilmitteln Ihr zuständiges Organ Zang »harmonisiert«.
Jedes Organ Zang öffnet sich in ein anderes Sinnesorgan – das Herz-Xin zum Beispiel in die Zunge. Wenn ein Sinnesorgan nicht mehr richtig arbeitet, wird auch das als Disharmoniemuster des zugehörigen Organs Zang beschrieben.

Das Perikard-Xinbao gehört zum Herzen und hat keine eigenen Disharmoniemuster. Deshalb habe ich es in der Tabelle auf der folgenden Seite nicht erwähnt.

Die Yin-Organe Zang

Organ	Aufgabe	Sinnesorgan	Beschwerden bei Störungen
Herz-Xin	● kontrolliert Blut und Kreislauf; ● beherbergt den Geist-Shen	● öffnet sich in die Zunge	● Herz-Kreislauf-Erkrankungen; ● geistige und seelische Störungen; ● Störungen im Geschmacksempfinden und Sprachstörungen
Milz-Pi	● kontrolliert die Verdauung; ● kontrolliert das Blut-Xue sowie Muskeln, Arme und Beine	● öffnet sich in den Mund	● Magen-Darm-Störungen; ● Blut-Stauungen und Blutungen; ● Muskel-Erkrankungen; ● Erkrankungen von Mund- und Zahnfleisch (zum Beispiel Parodontose)
Lunge-Fei	● kontrolliert Qi und Atmung; ● kontrolliert Haut und Haare; ● regelt Schweißbildung und Körpertemperatur	● öffnet sich in die Nase	● Husten, Asthma, Schwitzen; ● Störungen der Atemwege und Haare; ● zu hohe oder zu niedrige Körpertemperatur; ● Schnupfen, verstopfte Nase und Störungen des Geruchsinns
Niere-Shen	● speichert Qi und Essenz-Jing und kontrolliert Wachstum, Fortpflanzung und Entwicklung; ● kontrolliert den Wasserhaushalt; ● nimmt das Atem-Qi an; ● kontrolliert Knochen, Knochen- und Rückenmark und Gehirn	● öffnet sich ins Ohr	● Kraft- und Antriebslosigkeit, Wachstums- und Entwicklungsstörungen sowie Unfruchtbarkeit bei Mann und Frau; ● Trockenheit im Mund, auf Schleimhäuten und Haut, Brennen im Mund; ● Asthma und Husten; ● Erkrankungen der Knochen und des Nervensystems; ● Ohrenklingen
Leber-Gan	● speichert das Blut-Xue, kontrolliert die Blutmenge; ● hält den Fluß des Qi aufrecht; ● kontrolliert die Sehnen	● öffnet sich in die Augen	● Schmerzen wegen Blut-Xue-Stau und Störungen der Monatsblutung; ● Schmerzen wegen Qi-Stau und seelischen Störungen; ● Sehnen- und Gelenkserkrankungen; ● Augenkrankheiten und Sehstörungen

Die inneren Organe Fu

Die sechs Organe Fu gehören dem Yang an. Wie ich Ihnen bereits sagte, hat jedes Organ Fu eine enge Beziehung zu einem bestimmten Organ Zang:

● der »Dünndarm-Xiaochang« (sprechen Sie »Schiau-tschang«) ist mit dem Herz-Xin verbunden,
● der »Magen-Wei« (sprechen Sie »Weh«) mit der Milz-Pi,
● die »Gallenblase-Dan« ist gekoppelt mit der Leber-Gan,
● der »Dickdarm-Dachang« mit der Lunge-Fei,
● die »Blase-Pangguang« arbeitet mit der Niere-Shen und
● der »Dreifache Erwärmer-Sanjiao« (sprechen Sie »San-tschiau«) mit dem Perikard-Xinbao zusammen.

Von den Organen Fu stelle ich Ihnen nur drei vor: den Magen-Wei, den Dickdarm-Dachang und das exotisch klingende Organ Dreifacher Erwärmer-Sanjiao. Die anderen Organe Fu spielen keine so große Rolle.

Magen-Wei fördert die Verdauung

Ihr Magen-Wei arbeitet mit Ihrer Milz zusammen und hat deshalb eine wichtige Aufgabe bei der Verdauung. Er soll die im Mund zerkleinerte Nahrung annehmen und nach unten weiterleiten. Die Richtung seines normalen Qi-Flusses verläuft daher von oben nach unten. Etwas kann Ihrem Magen-Wei bei dieser Aufgabe allerdings geschehen: Nämlich, daß sein Qi rebelliert. Wenn das passiert, wird Ihnen übel, oder Sie müssen sich sogar erbrechen.

Sehr häufig entsteht auch die sogenannte »Hitze im Magen-Wei«, die sich oft zu einer richtigen Magenschleimhaut-Entzündung auswächst. Erkrankte klagen über Schmerzen im Oberbauch, Blähungen und Völlegefühl. Ursachen für diese Störung sind oft eine falsche Ernährung oder seelischer Streß.

Dickdarm-Dachang schützt vor Krankheit

Gemeinsam mit der Lunge-Fei steuert der Dickdarm-Dachang unser Körperabwehrsystem. Störungen dieser Organe haben deshalb immer mit einer Immunschwäche zu tun. Ein TCM-Arzt muß dann sowohl die Lunge-Fei als auch den Dickdarm-Dachang gleichzeitig behandeln.

Eine Magenschleimhaut-Entzündung, die sogenannte Gastritis, ist keine harmlose »Magenverstimmung«. Wenn sie immer wiederkommt und nicht behandelt wird, kann sie zu einem Schwund der Magenschleimhaut und zu Magenblutungen führen.

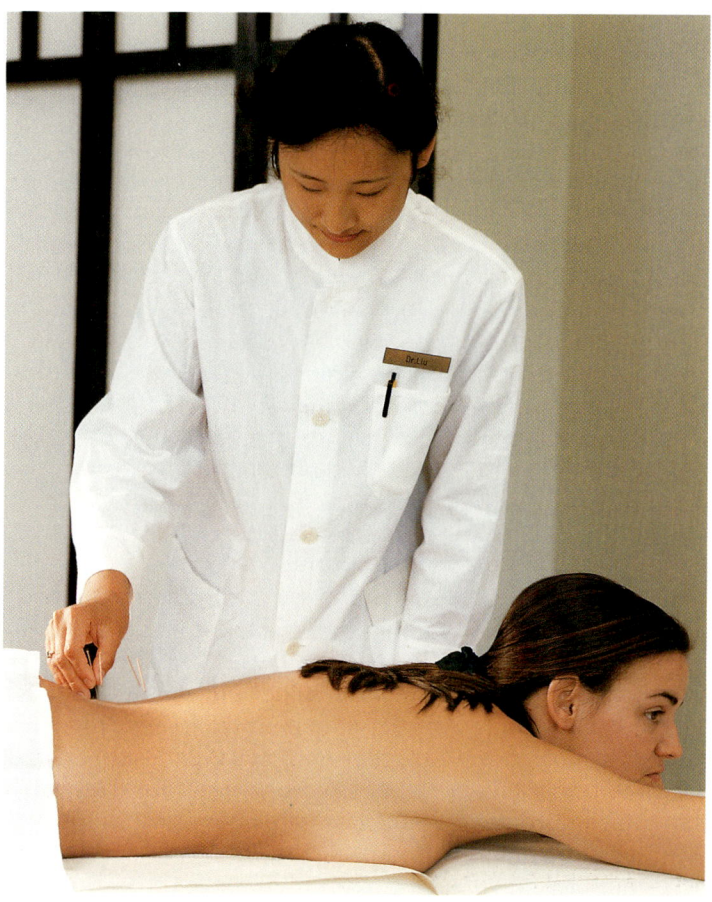

Im Sinne der westlichen Medizin kann man den Dreifachen Erwärmer-Sanjiao als ein Denkmodell für die Hormon-Steuerung in unserem Körper verstehen: Der Obere Erwärmer erfüllt die Aufgaben unserer Schilddrüse, der Mittlere die unserer Bauchspeicheldrüse und der Untere die der Nebennieren- und Geschlechtsdrüsen.

Die Akupunkteurin sticht den Punkt »Blase 26«. Er wird eingesetzt gegen Rückenschmerzen, Bauchschmerzen und Durchfall.

Der Dreifache Erwärmer-Sanjiao

Im Dreifachen Erwärmer-Sanjiao sind nach chinesischer Vorstellung alle Funktionen der inneren Organe Zang Fu zusammengefaßt. Ihr Dreifacher Erwärmer besteht aus drei Abschnitten: einem oberen, einem mittleren und einem unteren. Der Obere Erwärmer steht für die Aufgaben Ihres Herz-Xin und Ihrer Lunge-Fei, der Mittlere Erwärmer für die Ihres Magen-Wei und Ihrer Milz-Pi. Der Untere Erwärmer vertritt Ihre Leber-Gan und Ihre Niere-Shen.

Die außerordentlichen Organe

Zu den außerordentlichen Organen zählen nach chinesischer Vorstellung das Gehirn und die Gebärmutter. Für beide Organe gibt es keine eigenen Disharmoniemuster. Ihre Aufgaben sind nämlich, wie bereits erwähnt, drei Organen Zang übertragen: der Niere-Shen, dem Herz-Xin und der Leber-Gan.

Das Gehirn wird vom Mark gebildet

Unser Gehirn wird nach altchinesischer Vorstellung vom »Mark« gebildet, einer Sonderform der Essenz-Jing. Die Aufgaben unseres Gehirns obliegen ja dem Geist-Shen, der im Herz-Xin residiert. Erkrankungen des Gehirns sieht die TCM also als Disharmoniemuster des Herz-Xin und der Niere-Shen an und behandelt sie als solche.

Die Gebärmutter

Die Gebärmutter ist aus TCM-Sicht hauptsächlich für die Monatsblutung zuständig und dafür, das Kind im Mutterleib zu ernähren. Wie Sie bereits in der Tabelle mit den Organen Zang gesehen haben, kontrolliert die Leber-Gan die weibliche Regelblutung. Für Wachstum und Ernährung des Kindes im Leib der Mutter sorgt die Niere-Shen. Krankheiten, die die Gebärmutter betreffen, versteht die TCM also als Disharmoniemuster von Leber-Gan beziehungsweise Niere-Shen. Als solche werden sie auch behandelt.

Auch nach westlicher Sichtweise hängen Gehirn und Rückenmark, was ihre Entwicklung betrifft, sehr eng zusammen. Sie entstehen beide aus demselben Nervenrohr, das sich bereits ab dem 22. Wachstums-Tag des Embryos bildet.

Die Fünf Funktionskreise

Ich hoffe, ich konnte Ihnen deutlich machen, daß es in der Theorie der Meridiane und der Organe Zang Fu viele Zusammenhänge und Querverbindungen gibt. Tatsächlich hängen aber nicht nur bestimmte Organe Zang Fu voneinander ab. Denn hier führt die TCM diese Theorie mit der von den Fünf Wandlungsphasen zusammen. Es ergeben sich geschlossene Kreisläufe, in denen alle Organe, die zugehörigen Meridiane, Yin und Yang sowie alle Gewebe, die durch diese Meridiane verbunden werden, ihren Platz haben: die »Fünf Funktionskreise«.

● Zum Funktionskreis Herz-Dünndarm gehört das »Feuer«,
● zum Funktionskreis Leber-Gallenblase das Element Holz,

- zum Funktionskreis Lunge-Dickdarm das Element Metall,
- zum Funktionskreis Niere-Blase das Element Wasser und
- zum Funktionskreis Milz-Magen das Element Erde.

Unendlich viele Verknüpfungen

Ein solcher Funktionskreis bildet eine vernetzte, in sich geschlossene Einheit. Zu ihm gehören: ein inneres Organ Zang, das zuständige Organ Fu, die zugehörigen Yin- und Yang-Meridiane sowie alle Körpergewebe, die durch diese Meridiane verbunden sind. Ebenso ist jedem Funktionskreis ein bestimmtes Gefühl, eine bestimmte Farbe und so weiter zugeordnet. Diese Zuordnungen können Sie in der Tabelle auf Seite 35 genau nachvollziehen.

Hier ein Beispiel: Zum Funktionskreis Herz-Dünndarm gehören der Herz- als Yin-Meridian und der Dünndarm- als Yang-Meridian. Außerdem sind diesem Funktionskreis zugeordnet: die Jahreszeit Sommer, die Himmelsrichtung Süd, die Farbe Rot, der Geschmack bitter, die Entwicklungsphase Wachstum, das Sinnesorgan Zunge, als Gewebe die Gefäße, als Emotion die übermäßige Freude beziehungsweise die Übererregbarkeit sowie als äußere Disharmonisierende Kraft die Hitze.

Ich könnte die Liste der vernetzten Größen mit Hilfe der Fünf Elemente nahezu unbegrenzt fortsetzen. Das wäre jedoch zu ausführlich für unsere Zwecke. Ich denke, auch so ist deutlich geworden, wie umfassend die einzelnen Bereiche unseres Körpers miteinander vernetzt sind – und wie ganzheitlich die TCM den Körper und seine Aufgaben betrachtet. Natürlich hat auch jeder Regelkreis seine eigenen Disharmoniemuster, die ein TCM-Arzt gemeinsam oder der Reihe nach behandelt.

Sicher ist Ihnen aufgefallen, daß ich Ihnen zwar je sechs Organe Zang Fu, aber nur fünf Funktionskreise vorgestellt habe: Dreifacher Erwärmer-Sanjiao und Perikard-Xinbao gehören beide zum Funktionskreis Herz-Dünndarm.

Störungen der Ordnung

Gesundheit bedeutet für die Chinesen, daß ein natürliches Gleichgewicht der Kräfte herrscht. Wenn Unordnung entsteht und die Waage sich zu sehr auf eine Seite hin neigt, wird der Mensch krank. Die Unruhestifter, die nach chinesischer Vorstellung die Harmonie in unserem Körper stören können, heißen »Disharmonisierende Kräfte«.

Disharmonisierende Kräfte

Die TCM unterscheidet drei Gruppen schädlicher Einflüsse:
● die äußeren Disharmonisierenden Kräfte,
● die inneren Disharmonisierenden Kräfte und
● die sonstigen Disharmonisierenden Kräfte.

Schädliche Einflüsse	
Von außen	Wind, Kälte, Hitze, Nässe, Trockenheit, Sommerhitze
Von innen	Ärger, Freude, Sorge, Nachdenklichkeit, Traurigkeit, Furcht, Angst, Schock
Andere	Überarbeitung, schlechte Ernährung, zu viel Sex, schwache Konstitution, starke Erregbarkeit, Verletzungen und Unfälle, bestimmte Krankheitserreger und Gifte

Schädliche Einflüsse von außen

Von außen können hauptsächlich Umwelteinflüsse Ihre Gesundheit schwächen. Die Chinesen zählen hierzu besonders Nässe und Trockenheit, Hitze und Kälte sowie den Wind.
Zum besseren Verständnis ein paar Fragen: Haben nicht auch Sie schon einmal gespürt, wie schlecht es Ihnen geht, wenn es lange übermäßig kalt oder heiß ist? Oder wenn der Wind andauernd bläst? Wenn die Sommersonne tagelang

TIP

Zu viel, aber auch zu wenig Arbeit oder Sex gelten der TCM als Ursachen für Krankheiten, die durch ausgeglichenere Lebensweise in der Regel geheilt werden können. Wenn vergleichbare Störungen jedoch auf chronische psychische Krankheiten zurückgehen, versagen die Selbstheilungskräfte – und damit die TCM. Es müssen dann erst diese sogenannten »Therapiehindernisse« behandelt werden.

unerbittlich herniederbrennt? Falls Sie eine oder mehrere dieser Fragen mit »ja« beantworten mußten, haben auch Sie schon einmal die schädlichen Auswirkungen der äußeren Disharmonisierenden Kräfte am eigenen Leib erfahren.

Das Abwehr-Qi soll kämpfen

Bitte erinnern Sie sich an die Theorie von den Fünf Grundsubstanzen und an das was ich dort über das Abwehr-Qi gesagt habe. Es kreist nach chinesischer Vorstellung in der Haut und soll störende Einflüsse von außen abhalten. Wenn Sie Beschwerden bekommen, ist das ein Zeichen dafür, daß Ihr Abwehr-Qi gegen den äußeren Feind kämpft. Es entstehen Krankheiten, die die äußeren Gewebe betreffen – zu diesen Geweben zählen nach der Theorie von Ying und Yang Haut und Schleimhäute, Muskeln und Sehnen:
● Haut- und Schleimhauterkrankungen, vor allem Erkältungen,
● Muskel- und Sehnen-Beschwerden, vor allem in Form von Verspannungsschmerzen.

Erkältung durch Wind, Kälte oder Nässe

Die Erkältung ist eine typische Krankheit, die durch schädliche äußere Einflüsse entsteht.

Die alten Chinesen waren der Meinung, man sollte besser Gesundheitsvorsorge betreiben, anstatt bereits entstandene Krankheiten zu behandeln: »Wenn man Medizin einsetzt, erst nachdem man krank geworden ist; wenn man sich bemüht, die Ordnung herzustellen, nachdem es schon zu Unruhe gekommen ist, das ist so, als würde man solange damit warten, einen Brunnen zu graben, bis man schwach vor Durst ist.«
Huang Ti Nei Jing

Beispiel Erkältung

Erinnern Sie sich bitte einmal an den Beginn Ihrer letzten Erkältung:

● Was war der Auslöser für Ihre Erkältung? – Wahrscheinlich windiges, naßkaltes Wetter. Oder sind Sie in Zugluft (Wind) geraten?
● Welche Beschwerden hatten Sie? – Vermutlich Frösteln (Kälte), laufende Nase (Nässe) und dünne, weiße Nasenflüssigkeit (Nässe-Kälte); außerdem eine Abneigung gegen Wind und Kälte. Wahrscheinlich hatten Sie starke Gliederschmerzen.
● Was haben Sie unternommen, um die Erkältung zu bekämpfen? – Haben Sie sich in warme Decken gewickelt, heiße Getränke zu sich genommen und Kälte, Nässe und Zugluft gemieden?

Mit Ihrer letzten Antwort haben Sie, wahrscheinlich unbewußt, das Prinzip der »Behandlung mit dem Gegenteil« (Seite 16 f.) bestätigt. Auch Sie versuchten, Kälte, Nässe und Wind mit ihrem Gegenteil zu bekämpfen: mit Wärme sowie trockener und windstiller Luft. So ähnlich würde auch Ihr TCM-Arzt vorgehen. Er kennt chinesische Arzneimittel mit der entsprechenden Wirkung.

Fieber: ein Hitze-Wind-Zustand

Fieber (Hitze) haben Sie am Anfang einer Erkältung nur wenig. So richtig »warm« wird es Ihnen erst, wenn der Wind-Kälte-Nässe-Zustand in einen Hitze-Zustand übergeht. Sie leiden dann an anderen, nämlich an Hitze-Beschwerden: Sie haben jetzt deutliches Fieber, Sie schwitzen stark und sind oft durstig. Der Ausfluß aus der Nase wird dicker (Hitze trocknet!) und gelb. Zugluft (Wind) meiden Sie allerdings weiterhin. Laut TCM haben Sie jetzt die Wind-Hitze-Stufe Ihrer Erkältung erreicht. Nun müßte Sie der TCM-Arzt teilweise anders behandeln, zum Beispiel würde er die Hitze kühlen. In diesem Fall geht also die TCM ähnlich vor wie die westliche Medizin.

Schmerzen: Stauung von Qi und Blut-Xue

Muskel- und Sehnenschmerzen durch Verspannungen sind in unserer Gesellschaft sehr weit verbreitet. Was sie im Sinne der TCM bedeuten, habe ich schon erklärt: Schmerz bedeutet immer, daß Qi und Blut-Xue gestaut sind. In der TCM werden solche Verspannungsschmerzen deshalb als »schmerzhaftes Stauungssyndrom« bezeichnet und behandelt.

Bleibt nur die Frage: Wodurch stauen sich das Qi und das Blut-Xue? Häufig wegen äußerer schädlicher Einflüsse, vor allem Wind, Kälte, Hitze und Nässe – einzeln oder »im Verein«.

Der Tabelle auf der folgenden Seite können Sie entnehmen, welche verschiedenen Arten von Schmerzen die äußeren Disharmonisierenden Kräfte erzeugen.

Auch chronische Schmerzen können auf ein Therapiehindernis hinweisen. Dann nämlich, wenn sie die Folge von dauerhaften Störungen im Bereich der Knochen oder

Eine Tasse heißer Tee gegen Erkältung: »Kalte« Krankheiten werden am besten mit dem Gegenteil, also mit »Hitze«, behandelt.

Gelenke sind. Diese chronischen Ursachen müssen dann erst schulmedizinisch behandelt werden, ehe die TCM – heilend oder nur lindernd – greifen kann.

Schmerzen durch äußere Ursachen	
Schädlicher Einfluß	**Art der Schmerzen**
Kälte	starke Schmerzen um ein Gelenk herum, die sich durch Wärme bessern
Wind	wandernde Gelenkschmerzen
Nässe	Schmerzen durch geschwollene Gelenke
Hitze	sehr starke Schmerzen mit heißen und geröteten Gelenken

Daß Kälte zu Schmerzen führt, läßt sich anhand der TCM-Theorien leicht erklären: Kälte bewirkt ein Zusammenziehen von Gefäßen und Geweben, und deshalb eine Stauung von Qi und Blut. Das Symptom einer solchen Stauung ist der Schmerz.

Sommerhitze

Die »Sommerhitze« ist eine besondere Form der äußeren schädlichen Einflüsse. Dieses Disharmoniemuster entspricht in der westlichen Medizin einem Hitzschlag oder, in milderer Gestalt, einem Sonnenstich oder einem Sonnenbrand. Alles Beschwerden, die Sie bekommen, wenn Sie sich im Sommer zu lange in der Sonne aufgehalten haben. Ziel der TCM ist es, die Sommerhitze zu kühlen. Das heißt natürlich zuerst einmal, daß Sonnenbäder verboten sind. Ihr TCM-Arzt kennt außerdem verschiedene Arznei- und andere Mittel, die Hitze kühlen können.

Wenn der Schutz versagt

Jeder dieser schädlichen Umwelteinflüsse ist nach der Theorie der Fünf Elemente einem bestimmten Organ Zang zugeordnet (Tabelle Seite 65). Nun kann es passieren, daß einer dieser »Unruhestifter« die äußere Schranke des Körpers, das Abwehr-Qi, überwindet: entweder, weil er stark genug, oder weil das Abwehr-Qi zu schwach ist. In einem solchen Fall dringt er tiefer in den Körper ein und befällt dasjenige innere Organ, dem er zugeordnet ist.

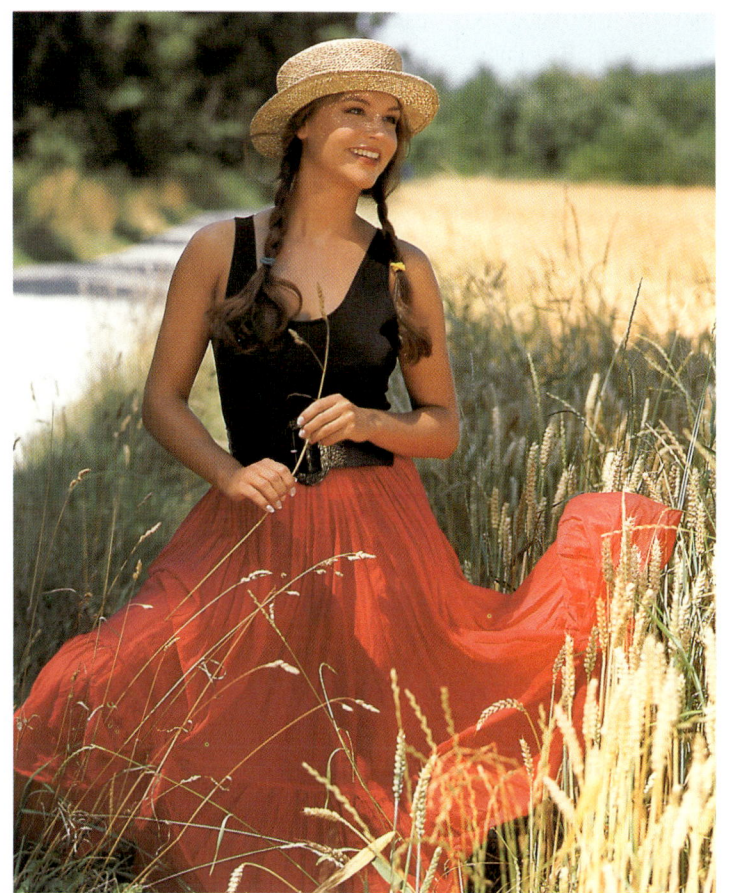

Herrlich, so ein Sommertag! Doch schützen Sie sich vor zuviel Hitze — sie kann Ihr inneres Gleichgewicht empfindlich stören.

Wenn der schädliche Faktor in den Körper eindringt, verändert er dort sein Wesen manchmal völlig. Wind-Kälte kann sich zum Beispiel in Hitze verwandeln, starke Hitze kann Wind hervorrufen.

Sie erinnern sich sicher an die vier Disharmoniemuster, die ich Ihnen bei der Theorie von Yin und Yang vorgestellt habe (Seite 30 ff.). Dort wurden Fülle-Hitze und Leere-Hitze sowie Fülle-Kälte und Leere-Kälte unterschieden. In der Übersicht auf der folgenden Seite erfahren Sie, welche verschiedenen Beschwerden diese Störungsmuster auslösen können, wenn es ihnen gelingt, ins Körperinnere vorzudringen. Man spricht dann von »Innerem Wind«, »Innerer Nässe« und »Innerer Trockenheit«.

Innere Folgen äußerer Störungen		
Störungsmuster	Befallenes Organ	Beschwerden
Innerer Wind	Leber-Gan	Krämpfe und Lähmungen wie bei Epilepsie und Schlaganfall
Innere Nässe	Milz-Pi	Durchfall
Innere Trockenheit	Lunge-Fei	trockener Husten, chronische Bronchitis
	Dickdarm-Dachang	Verstopfung

Folgende chinesische Weisheit macht Mut, sich der schädlichen Wirkung seelischer Belastungen zu erwehren: »Wir können nicht verhindern, daß die Vögel des Kummers und der Sorge um unsere Köpfe fliegen, aber wir können verhindern, daß sie dort ihre Nester bauen.«

Die Innere Trockenheit betrifft streng nach der Theorie hauptsächlich die Lunge. Innere Trockenheit entsteht in unseren Breitengraden aber eher selten durch äußere Trockenheit, die ins Innere vordringt. Meist ist sie die Folge innerer Hitze, die die Körperflüssigkeiten-Jinye verbraucht. Außer der Milz, die fast immer mit Nässe zu kämpfen hat, können alle inneren Organe Zang »austrocknen«. Diese Störungen bezeichnet die TCM als Yin-Mangel-Muster oder »inneres Feuer«. Sie entstehen nämlich, weil übermäßige Hitze (Yang) die Flüssigkeit (Yin) verbraucht.

Schädliche Einflüsse von innen

Auch von unserem eigenen Inneren aus können bestimmte Einflüsse die Harmonie unseres Körpers stören. Daß dies in unserer hektischen und streßbeladenen Leistungsgesellschaft gar nicht einmal so selten passiert, ist Ihnen sicher schon das ein oder andere Mal aufgefallen. Es handelt sich bei diesen »inneren Disharmonisierenden Faktoren« um seelische Belastungen, wie sie wohl jeder von uns kennt.

Wenn Gefühle schaden

Bestimmte negative Gefühle sind im alltäglichen Streß ja an der Tagesordnung und völlig normal: Mal ist man zornig auf den Fahrer des Wagens, der einem die Vorfahrt genommen hat, mal auf die Ampel, die gerade dann auf »Rot« steht, wenn man es eilig hat ... Dann wiederum ärgert man sich, weil es genau an der Kasse im Supermarkt nicht weitergeht, in deren Schlange man selbst steht. Manchmal hat man auch Angst, im Beruf nicht alles zu schaffen. Zu dauerhaften Schädlingen werden solche Gefühle erst, wenn sie einen fast ständig bedrängen. Entweder, weil man schon vom Charakter her dafür empfänglich ist. Oder, weil man ein besonders schlimmes Erlebnis nicht vergessen kann. Wieder gilt, daß jedem Gefühl ein bestimmtes Organ Zang zugeordnet ist, das von negativen Einflüssen besonders betroffen ist:

Die Organe Zang und ihre Störfaktoren		
Organ Zang	**Äußerer schädlicher Einfluß**	**Innerer schädlicher Einfluß**
Lunge-Fei	Trockenheit	Traurigkeit
Herz-Xin	Hitze	übermäßige Freude
Milz-Pi	Nässe	Grübeln, Nachdenklichkeit
Leber-Gan	Wind	Wut, Zorn, Ärger
Niere-Shen	Kälte	Angst

Ein Kernpunkt der TCM ist die Annahme, daß die inneren Organe als körperlich-seelische Einflußgebiete betrachtet werden. Hier wird besonders deutlich, daß auch Qi materielle und Energie-Gestalt hat: Es äußert sich nämlich in körperlicher, geistiger und seelischer Form.

Andere Unruhestifter

Neben den genannten Disharmonisierenden Kräften kennt die TCM noch andere wichtige krankmachende Einflüsse, die weder dem Außen noch dem Innen zugerechnet werden können. Dazu gehören zum Beispiel Fehler in der Lebensweise oder bestimmte Krankheitserreger und Giftstoffe, aber auch eine schwache Konstitution, Verletzungen und Unfälle.
Gegen einige dieser schädlichen Einflüsse ist leider »kein Kraut gewachsen«, man kann sie kaum vermeiden – einige Dinge liegen eben doch nicht unserer Hand. Andere Störfak-

toren jedoch, und zwar die meisten, können Sie selbst ausschließen. Dazu zählen die Fehler in der Lebensführung, etwa bei der Ernährung , bei der Arbeit oder beim Sex.

Zu viel Arbeit oder zu viel Sex verbrauchen Ihr Qi

Wenn Sie zuviel arbeiten, verbrauchen Sie Ihr Qi, hauptsächlich das der Milz. Auch zu viel Sex schwächt (Seite 59). Denn nach chinesischer Vorstellung verbraucht man beim Sex viel Essenz-Jing und Ursprungs-Qi. Beide Energien sind in der Niere gespeichert und verbrauchen sich im Laufe des Lebens, ohne wieder aufgefüllt zu werden. Wer sexuell zu aktiv ist, schadet also seiner Niere-Shen und dem Funktionskreis Niere-Blase.

Was die richtige Ernährung betrifft, lesen Sie bitte ab Seite 138. Dort erhalten Sie wertvolle Ratschläge - Sie können sich sogar Ihren persönlichen Ernährungsplan zusammenstellen. Außerdem finden Sie einige gesunde, ausgewogene Rezepte für die drei täglichen Mahlzeiten zu jeder Jahreszeit.

TIP

Auch sportliche Betätigung kann das Qi »leeren«, wenn man sich dabei bis zur Erschöpfung verausgabt. Freilich hält auch die TCM regelmäßigen Sport für sehr wichtig – sie empfiehlt allerdings, eher das Qi als die Muskeln zu bilden: zum Beispiel durch Qigong (Seite 104) oder Meridiangymnastik (Seite 118).

So hilft Chinesische Medizin

Wo die komplizierten Verfahren der modernen Medizin versagen, helfen oft einfache natürliche Heilwege. Chinesische Medizin nutzt die Schätze der Natur, sie braucht keine aufwendigen Apparaturen. Wo sie die westlichen Behandlungsmethoden nicht ersetzen kann, dient sie als wertvolle Unterstützung.

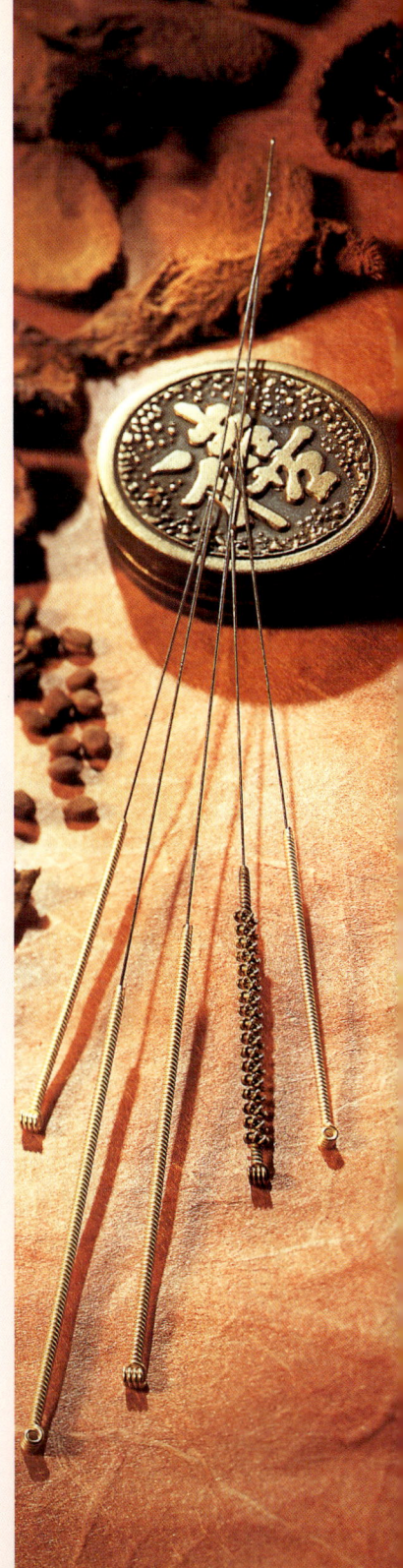

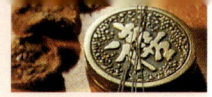

Möglichkeiten und Grenzen

Die TCM kann viele Krankheiten bessern oder heilen. Besonders erfolgreich ist sie bei chronischen Erkrankungen, die nicht auf einen bestimmten körperlichen Schaden zurückzuführen sind. Auch chronische Schmerzen können mit ihrer Hilfe oft beseitigt werden.

Ergänzung, nicht Konkurrenz

Auf den folgenden Seiten erfahren Sie mehr über die TCM-Verfahren der Fremdbehandlung (Seite 10), also über das, was Ihr TCM-Arzt oder -Therapeut Ihnen verschreibt oder an Ihnen anwendet. Besonders dort, wo die Schulmedizin nicht mehr hilft, verbucht die Chinesische Medizin mit ihren sanften Methoden sehr gute Erfolge.

Oft werden Kranke mit Beschwerden ohne erkennbare Ursache von der Schulmedizin nicht ernst genommen. Im schlimmsten Fall bekommen sie sogar Psychopharmaka. Dabei brauchen sie wirklich ärztliche Hilfe.

Die Übergänge sind fließend

Beide Heilmethoden stehen deshalb für mich nicht in Konkurrenz zueinander. Sie können sich vielmehr ergänzen – die Grenzen sind allerdings fließend.
Ganz besondere Erfolge erzielt die TCM bei der Heilung chronischer Erkrankungen, für die man keine schulmedizinische Ursache finden kann: Oft sind in solchen Fällen Röntgenaufnahmen, Computer-Schichtaufnahmen und Laborwerte »ohne Befund«. Das heißt, das betroffene Organ arbeitet zwar nicht normal, organische Veränderungen lassen sich jedoch nicht messen.

Wofür sich TCM besonders eignet

Bei uns im Westen dürfte die Schmerzbehandlung mit Hilfe der Chinesischen Medizin am bekanntesten sein. Vor allem die Akupunktur erzielt auf diesem Gebiet gute Ergebnisse. Doch auch andere Erkrankungen können mit Hilfe der TCM erfolgreich angegangen werden. In der folgenden Tabelle finden Sie verschiedene Krankheiten und Beschwerden, bei denen die TCM alleine oder als ergänzendes Verfahren zur Schulmedizin angewendet werden kann.

Anwendungsgebiete der Traditionellen Chinesischen Medizin

Kopf- und Gesichts-schmerzen
- Migräne
- Spannungskopfschmerzen
- Gesichtsschmerzen ohne erkennbare Ursache
- Schmerzen des Kiefergelenks
- Schmerzen der Kaumuskulatur
- Chronische Schmerzen der Gesichtsnerven

Schmerzen des Stütz- und Bewegungs-apparats
- Gelenkschmerzen, zum Beispiel an Hüfte, Knie, Ellenbogen
- Schulter-Arm-Schmerzen
- Hexenschuß
- Ischias-Schmerzen
- Nach Entfernen von Arm oder Bein: Schmerzen im Stumpf oder Schmerzen im nicht mehr vorhandenen Körperteil (»Phantomschmerz«)
- Schmerzen in den Räumen zwischen den Rippen
- Muskelverspannungs-Schmerzen
- Schmerzen nach einer Operation

Erkrankungen des Stütz- und Bewegungs-apparats
- Sehnenentzündungen, zum Beispiel an der Achillessehne, oder Tennis-Ellbogen
- Gelenkentzündung
- Bestimmte Formen von Rheuma
- Funktionsstörung der Wirbelsäule
- Chronische Entzündung der Knochengelenke (Morbus Bechterew) im Anfangsstadium

Erkrankungen der Atemwege
- Ständige Anfälligkeit für Infekte in diesem Bereich
- Erkältungen
- Entzündungen der Nasennebenhöhlen
- Asthma
- Bronchitis
- Heuschnupfen

Herz-Kreislauf-Erkrankungen
- Erkrankungen der Herzkranzgefäße
- leichte Herzschwäche
- niedriger Blutdruck
- Funktionsstörungen des Herzens

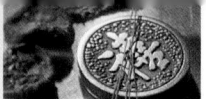

Erkrankungen des Magen-Darm-Trakts	● Krankheiten des Zahnfleischs und der Mundschleimhaut ● Krämpfe der Speiseröhre und des Mageneingangs ● Magenschleimhaut-Entzündung (Gastritis) ● Leber- und Gallenblasen-Erkrankungen, zum Beispiel Hepatitis ● Zuckerkrankheit ● Durchfall und Verstopfung, Darmreizungen und -entzündungen
Erkrankungen der Harnorgane	● Nieren- und Blasenkrankheiten ● Zeugungsunfähigkeit bei Mann und Frau ● Prostataerkrankungen
Frauen-krankheiten	● Störungen der Regelblutung ● Erkrankungen der Gebärmutter ● Schwangerschafts- und Wochenbett-Beschwerden ● Beschwerden in den Wechseljahren
Hauterkran-kungen	● Allergien ● Nesselsucht ● Neurodermitis ● Schuppenflechte
Nervenerkran-kungen	● Multiple Sklerose ● Nervenschmerzen ● anfallsartiger Drehschwindel ● Gesichtslähmung ● Lähmungen nach einem Schlaganfall ● dauernder Schluckauf
Sonstige Erkrankungen	● Chronische Müdigkeit ● hormonell bedingte Erkrankungen, zum Beispiel Überfunktion der Schilddrüse
Nur begleitend zur Schulmedi-zin zu behan-deln	● Erkrankungen, bei denen operiert werden muß ● Lebensbedrohliche Zustände, die der Notarzt behandeln muß ● Mangel-Erkrankungen, bei denen dem Körper lebensnotwendige Stoffe fehlen, die ein Arzt von außen zuführen muß

Wie Sie »Ihren« TCM-Arzt finden

Da sich die TCM auch bei uns in Deutschland immer mehr verbreitet, wird es für Sie immer einfacher, einen geeigneten und erfahrenen TCM-Arzt oder -Therapeuten zu finden. Zahlreiche Einrichtungen und Gesellschaften bilden heute Ärzte, Heilpraktiker und andere Therapeuten in allen Verfahren der TCM aus.

Viele Fachkräfte gehen darüber hinaus für einige Monate nach China, um dort an einer Universität für TCM ihr Wissen zu vertiefen.

Ab Seite 156 finden Sie einige entsprechende Adressen. Wenn Sie sich dorthin wenden, wird man Ihnen bestimmt einige Fachkräfte in Ihrer Nähe nennen können. Beachten Sie bei der Wahl Ihres TCM-Arztes außerdem folgende Tips:

Checkliste für die Arztwahl

Ein erfahrener TCM-Arzt oder -Therapeut ...

● stellt zunächst immer eine schulmedizinische Diagnose oder überweist Sie deswegen an entsprechende Ärzte;
● wendet die TCM in Verbindung mit westlichen Behandlungsmethoden an;
● wendet diejenigen TCM-Verfahren an, die für Ihren ganz persönlichen Zustand angemessen sind, und kombiniert dabei mehrere Methoden miteinander;
● leitet Sie an, selbst bei Ihrer Heilung mitzuhelfen — das heißt, er bietet Ihnen einige Verfahren der Eigenbehandlung an;
● klärt Sie vor Behandlungsbeginn genau über seine Vorgehensweise auf und bespricht mit Ihnen die anfallenden Kosten;
● kennt die Grenzen der TCM und berät Sie entsprechend.

Ich möchte noch einmal betonen, daß bei einer ernsten Erkrankung schulmedizinische Verfahren bis hin zu einer möglichen Operation eingesetzt werden müssen. Das sollten Sie vor einer TCM-Behandlung unbedingt klären. In solchen Fällen können Sie die TCM jedoch in der Regel zur Unterstützung anwenden. Besprechen Sie auch das mit Ihrem TCM-Arzt oder -Therapeuten und mit dem Schulmediziner.

Die Kosten für eine TCM-Behandlung werden von den Krankenkassen meist nicht oder nur teilweise übernommen — außer, bei Ihrer Krankheit waren schon verschiedene schulmedizinische Behandlungen erfolglos. Lassen Sie sich von Ihrem TCM-Arzt auf jeden Fall einen genauen Kostenvoranschlag geben, den Sie dann Ihrer Kasse vorlegen.

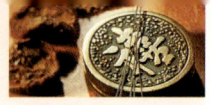

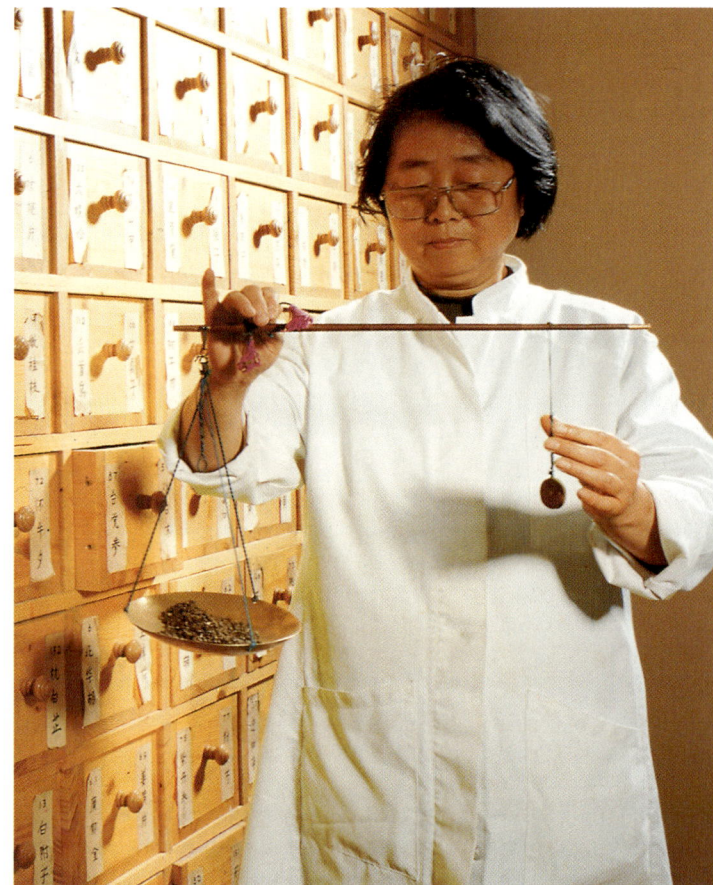

Viel Erfahrung ist nötig, um die richtigen Heilmittel auszuwählen.

Bitte vergessen Sie darüber, wie Ihr TCM-Arzt Sie behandelt, nicht die Verfahren der Selbstbehandlung. Sie können nur dann wirklich dauerhaft geheilt werden, wenn Sie selbst aktiv mitwirken. Mehr dazu erfahren Sie auf den Seiten 84 - 153.

Behandlung in der TCM-Klinik

Sie haben auch die Möglichkeit, sich in einer TCM-Klinik behandeln zu lassen. Dort arbeiten oft westliche und chinesische Ärzte zusammen: Sie achten bei Ihrer Aufnahme genau darauf, ob bei Ihnen schon alle sinnvollen schulmedizinischen Maßnahmen ausgeschöpft wurden. Und sie überprüfen, ob die TCM in Ihrem Fall sinnvoll eingesetzt werden kann. Auf der folgenden Seite erfahren Sie am Beispiel der TCM-Klinik in Kötzting, wie Sie sich den Aufenthalt in einem solchen Haus vorstellen können.

Ein Aufenthalt in einer TCM-Klinik

● Sind Sie nach eingehender Untersuchung in die Klinik aufgenommen worden, stellen die Ärzte zunächst eine chinesische Diagnose und erarbeiten einen schriftlichen Therapieplan für Sie, der alle Behandlungsmethoden der TCM berücksichtigt. Da außerdem auf eine schulmedizinische Diagnose Wert gelegt wird, arbeiten an der Klinik nicht nur chinesische, sondern auch westliche Ärzte: Schulmedizin und Chinesische Medizin ergänzen sich.

● Ihr tägliches Arzneimitteldekokt wird ganz persönlich für Sie zusammengestellt und in der klinikeigenen Apotheke von chinesischen Apothekern zubereitet.

● Akupunktur- und Tuina-Behandlung wechseln sich in der Regel von Tag zu Tag ab. Außerdem leitet ein chinesischer Qigong-Meister täglich für alle Patienten eine Qigong-Übungsstunde. Es besteht auch die Möglichkeit, daß Sie eine Qigong-Massage erhalten — diese ist noch sanfter als die Tuina-Massage.

● In der Klinik wird vollwertig gegessen. Zwei Mal in der Woche bereitet ein chinesischer Koch chinesische Mahlzeiten zu. Sie haben auch die Möglichkeit, sich von einer Ernährungs-Spezialistin über die für Sie geeignete Vollwert- oder TCM-Kost beraten zu lassen.

● Selbstverständlich überprüfen die Ärzte in regelmäßigen Abständen, ob Ihre Heilung Fortschritte macht. Falls notwendig, ändern sie den Behandlungsplan.

● In der Klinik wird auf eine sehr geschmackvolle, angenehme Atmosphäre geachtet. Denn auch das ist TCM-Weisheit: Wenn Sie sich wohlfühlen, werden Sie schneller gesund.

● Manchmal reicht der übliche Klinikaufenthalt von drei bis vier Wochen nicht aus, um die jeweiligen Beschwerden langfristig in den Griff zu bekommen. In diesen Fällen überweist Sie Ihr Klinikarzt zur ambulanten Nachbehandlung an einen niedergelassenen Akupunkteur beziehungsweise TCM-Arzt.

● Einige chronisch Kranke müssen sich nach ein oder zwei Jahren erneut in der Klinik behandeln lassen, um die positive Behandlungswirkung aufrecht zu erhalten. Dies liegt im Wesen chronischer Erkrankungen begründet: Sie sind häufig nicht endgültig heilbar, doch können ihre Auswirkungen auf den Patienten oft erheblich gemildert werden.

Auch wenn Sie gesetzlich versichert sind, erstattet Ihre Krankenkasse manchmal die Kosten für eine TCM-Klinik. Privatkassen hingegen bezahlen oft nur einen Teil oder gar nichts. Klären Sie die Kostenfrage aber auf jeden Fall zuvor mit Ihrer Krankenkasse ab (Adressen von TCM-Kliniken finden Sie auf Seite 155).

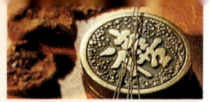

Arzneimittel aus dem Garten der Natur

Die Arzneimitteltherapie gilt in China als das wichtigste Verfahren der TCM. Sie zählt dort zur »Inneren Medizin«. Denn die Chinesen setzen sie in erster Linie zur Behandlung innerer Erkrankungen ein. Die Stoffe, die sie dazu benötigen, holen sie direkt aus dem Garten der Natur: Sie sind pflanzlichen, tierischen oder mineralischen Ursprungs.

Pflanzen, Tiere und Mineralien

Die chinesische Arzneimitteltherapie setzt pflanzliche, mineralische und tierische Naturstoffe als Heilmittel ein. Sie haben richtig gelesen: auch tierische Stoffe. Für uns klingt das zumindest befremdlich. Aus Erfahrung weiß ich, daß es Sie möglicherweise einige Überwindung kosten kann, zum ersten Mal einen chinesischen Arzneitee zu trinken, in dem zum Beispiel getrocknete Regenwürmer abgekocht wurden. Doch machen Sie sich bitte keine Sorgen: Solche Stoffe mögen auf uns unappetitlich wirken, aber unhygienisch oder gar giftig sind sie in keinem Fall. – Sie helfen sogar meist sehr gut ...

Wenn Sie keinesfalls tierische Stoffe einnehmen wollen, bitten Sie Ihren TCM-Arzt um ein Ersatzmittel. Leider werden manchmal sogar Stoffe von bedrohten Tierarten verarbeitet. Bitten Sie Ihren Therapeuten unbedingt, diese Heilmittel zu meiden.

Die richtige Mischung macht's

Sie können die chinesichen Arzneimittel in verschiedenen Formen erhalten:
● als Dekokt, also einen Sud aus abgekochten Heilstoffen;
● in Form von Pillen oder Tabletten;
● als Salben, Pflaster, Tinkturen, Extrakte oder Bäder.
Allerdings werden bei uns die weitaus meisten Arzneimittel in der TCM in Form eines Dekoktes angeboten und verschrieben.
In den seltensten Fällen verschreibt Ihnen Ihr TCM-Arzt chinesische Arzneien einzeln, meist werden mehrere kombiniert. Auf der folgenden Seite finden Sie eine einfache Anleitung, wie Sie Ihr Dekokt selbst zubereiten können, nachdem Sie die Arzneimittel gekauft haben.

So bereiten Sie ein Dekokt zu

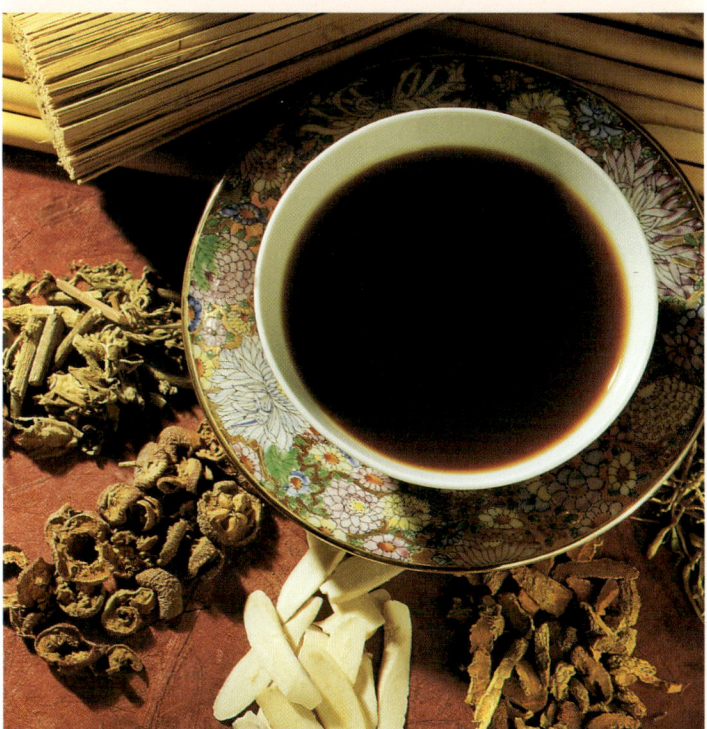

Ein Dekokt enthält im Durchschnitt sechs bis acht Arzneimittel, die sich gegenseitig in ihrer Wirkung verstärken.

Sie können das Dekokt sowohl warm als auch kalt trinken. Am praktischsten ist es, Sie stellen gleich mehrere Tagesportionen auf einmal her. Die Dekokte können Sie im Kühlschrank aufbewahren. Bitte trinken Sie sie dann aber nicht eiskalt, sondern wärmen Sie sie vorher wenigstens etwas auf.

❶ Etwa 400 ml kaltes Wasser in einen Topf geben. Eine Tagesportion der Arzneimittel-Mischung darin rund 60 Minuten lang einweichen.

❷ Alles auf kleiner Flamme 30 Minuten köcheln lassen, bis sich der Sud auf 100 ml reduziert hat. Den Sud durch ein Sieb gießen und auffangen.

❸ Die Arzneimittel aus dem Sieb nochmals in 200-300 ml Wasser geben und erneut köcheln lassen, bis die Flüssigkeit wieder auf 100 ml reduziert ist.

❹ Die beiden aufgefangenen Flüssigkeiten (insgesamt 200 ml) mischen und in zwei Portionen pro Tag à 100 ml in einem Abstand von sechs bis acht Stunden trinken.

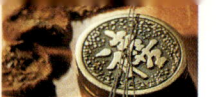

Meist als Dekokt

Ein Dekokt wird oft als »chinesischer Arzneimitteltee« bezeichnet, aber das ist nicht ganz richtig. Denn bei einem Tee gießen Sie bekanntlich heißes Wasser auf die Kräuter – den Aufguß lassen Sie dann einige Zeit ziehen. Beim Dekokt hingegen müssen Sie die Rezeptbestandteile zunächst in kaltem Wasser einweichen. Schließlich wird alles zusammen abgekocht.

Ein chinesisches Arzneimitteldekokt ist ein sehr wirksames Medikament, das aus einer Auswahl von etwa 2000 möglichen Substanzen für jeden Patienten individuell zusammengestellt wird. Dies erfordert viel Fachkenntnis und Erfahrung: Deshalb dürfen solche Rezepte auch nur von TCM-Therapeuten oder -Ärzten verschrieben werden – sonst könnte eine solche Mixtur sogar gefährlich werden.

Östliche Heilmittel im Westen

Sie werden sich nun fragen, wie um alles in der Welt Sie denn bei uns im Westen an die Heilstoffe kommen sollen, die Ihnen Ihr TCM-Arzt, zum Beispiel für ein Dekokt, verschrieben hat. Keine Angst, das ist gar nicht so schwer: Fragen Sie einfach Ihren TCM-Arzt oder auch andere Patienten nach einem Apotheker in der Nähe, der sich mit chinesischen Rezepten auskennt – es gibt mittlerweile immer mehr von ihnen. Eine entsprechende Versandadresse finden Sie auf Seite 155.

Manchmal bieten Apotheken sogar den besonderen Service, das Dekokt für Sie herzustellen. Dann haben Sie damit keine Arbeit.

Wichtig: Qualität und Preis

Zwei Dinge sind für Sie besonders wichtig: die Qualität der Arzneien und die Kosten für das Rezept. Die Qualität der chinesischen Arzneien ist sehr unterschiedlich, je nach der Importfirma. Fragen Sie ruhig Ihren Apotheker nach Firmen, die ihre Ware regelmäßig kontrollieren lassen. Sonst enthalten die »Heil«stoffe womöglich Schwermetalle oder ähnliches.

Die Kosten für ein chinesisches Rezept übernimmt unter Umständen die Krankenkasse. Am besten klären Sie das Thema Kostenübernahme schon vor Beginn Ihrer Behandlung mit Ihrem TCM-Arzt oder -Therapeuten ab.

Akupunkturnadeln, Moxa-Feuer und Tuina-Massage

Akupunktur und Moxabehandlung werden zusammen mit der Tuina-Therapie in der TCM als »Äußere Medizin« bezeichnet. Denn traditionell wurden diese Verfahren hauptsächlich gegen Erkrankungen der Haut, der Muskeln oder der Sehnen eingesetzt – die nach der chinesischen Vorstellung zum »Außen« gehören.

Starke Reize dämpfen, schwache regen an

Akupunkturpunkte sind besondere Stellen, die auf den Meridianen liegen. Über diese Punkte sind letztlich alle Organe unseres Körpers beeinflussbar.

Die wohl bekannteste Form der Akupunktur ist die Akupunktur mittels Nadeln. Allerdings gibt es noch einige andere Behandlungsverfahren, die mit zur Akupunktur zählen:

Die Verfahren der Akupunktur

● Stechen der Akupunkturpunkte mittels Stahlnadeln oder brennenden Nadeln;

● Abbrennen von Moxawolle auf Akupunkturpunkten und anderen besonderen Punkten der Haut sowie Erwärmen von Akupunkturpunkten mittels Moxa-Zigarre;

● »Kleiner Aderlaß« oder »Mikro-Aderlaß«, bei dem eine oberflächliche Vene, zum Beispiel in der Kniekehle, zum Bluten gebracht wird;

● Behandlung mit der Pflaumenblütennadel, mit der die Haut über bestimmten Körperpunkten beklopft wird;

● Schröpfen, wobei die Schropfköpfe auf bestimmte Hautgebiete einen starken Saugreiz ausüben.

Wegen ihrer kühlenden Wirkung werden Mikro-Aderlaß, Pflaumenblütennadeln und Schröpfen oft gemeinsam eingesetzt, um Hitze-Zeichen wie rote, heiße Haut, Fieber, Verlangen nach kalten Getränken und Verstopfung zu bekämpfen. Die wärmenden Verfahren wie brennende Nadeln und Moxabehandlungen werden entsprechend bei Kälte-Zuständen wie Frösteln, Verlangen nach heißen Getränken und Wärme eingesetzt.

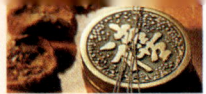

Heilende Nadeln

Die Nadel-Akupunktur kann kräftigend oder beruhigend wirken – es kommt ganz darauf an, wie Ihr TCM-Arzt »die Nadel führt«. Aus der Nervenheilkunde wissen wir, daß starke Reize eher hemmen, während schwache Reize eher anregen. Nach dem Prinzip der Behandlung mit dem Gegenteil bedeutet das folgendes: Angenommen, Sie würden unter einem Mangel- oder Schwäche-Zustand leiden, der sich durch Mattigkeit, Erschöpfung, Kurzatmigkeit und so weiter äußert. Dann müßte Ihr TCM-Arzt mit den Nadeln einen schwachen Reiz setzen, denn der regt Ihr Qi an. Wären Sie dagegen in einem Fülle-Zustand, also zum Beispiel erregt und reizbar, wäre die Behandlung entsprechend umgekehrt.

Am besten sind Einmalnadeln

Für die Akupunktur stehen grundsätzlich verschiedene Nadeln aus unterschiedlichen Metallen sowie mit unterschiedlicher Dicke und Länge zur Verfügung. Sie werden je nach dem zu stechenden Akupunkturpunkt ausgewählt. Ich empfehle Ihnen, darauf zu achten, daß Ihr Therapeut sterile Ein-

Haben Sie ein wenig Angst, daß Ihnen die Akupunkturnadeln weh tun könnten? Ich kann Sie beruhigen: Meist werden Sie kaum etwas spüren. Nur bei einigen Punkten kann es etwas stärker »pieksen«.

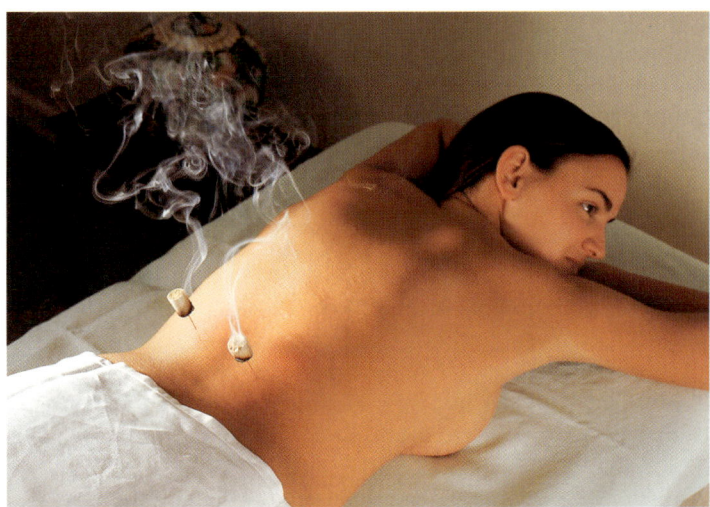

Bei der Methode der »erwärmten Nadel« dringt die heilende Wärme über den Nadelschaft tief ins Gewebe ein.

malnadeln anwendet. Diese werden nach einmaligem Gebrauch weggeworfen und erfüllen die hygienischen Anforderungen daher am besten.

Das Qi muß prickeln

Nachdem Ihr Akupunkteur eine chinesische Diagnose gestellt hat, bereitet er einen genauen Behandlungsplan für Sie vor. Er wählt dabei eine Reihe von Akupunkturpunkten aus, die in Ihrem Fall unbedingt berücksichtigt werden müssen. Die richtige Auswahl der Punkte ist entscheidend, wenn die Akupunktur erfolgreich sein soll. Ebenso wichtig ist natürlich, daß der behandelnde TCM-Arzt oder -Therapeut den betreffenden Akupunkturpunkt mit der Nadel auch genau trifft.

Das »Ankommen des Qi«

Nach dem Einstechen »zwirbelt« Ihr Akupunkteur die Nadel zwischen seinen Fingern ein bißchen hin und her. Auf diese Weise versucht er, das sogenannte »Nadel-« oder »Deqi-Gefühl« auszulösen. »Deqi« heißt soviel wie »Ankommen des Qi«. Denn das Ziel der Akupunktur ist es, Ihr Qi dort, wo es sich gestaut hat, durch den Nadel-Reiz wieder zum Fließen zu bringen. Sie werden beim Deqi ein leichtes Elektrisieren empfinden, das vielleicht sogar ein bißchen vom Akupunkturpunkt weg ausstrahlt – ein Zeichen, daß die Behandlung anschlägt. Die Akupunktur ist nur dann wirksam, wenn dieses Gefühl entsteht.

Kniffe eines Akupunkteurs

Sie werden sich nun fragen, wie es Ihr TCM-Arzt fertigbringt, daß die Akupunkturnadel einmal unterstützend und ein anderes Mal dämpfend wirkt. Das ist gar nicht so schwer: Um den Akupunkturpunkt nur schwach zu reizen, also einen stärkenden Effekt zu erzeugen, muß er zum einen eine dünne Nadel wählen. Zum anderen darf er das Deqi nur einmal auslösen und muß die Nadel dann 20 bis 30 Minuten ruhig steckenlassen. Will Ihr Therapeut Sie hingegen beruhigen, verwendet er zunächst einmal eine dickere Nadel. Dann löst er das Deqi mehrmals hintereinander aus. Auf diese Weise setzt er einen starken Reiz.

Auch die Stichrichtung der Akupunkturnadel kann entscheiden, ob die Behandlung anregend oder beruhigend wirkt: Im ersten Fall sticht der Akupunkteur die Nadel in Verlaufsrichtung des jeweiligen Meridians ein, im zweiten Fall jedoch entgegen der Verlaufsrichtung.

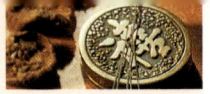

Reflexzonen: der Körper im Kleinen

In bestimmten Hautbereichen liegen viel mehr Akupunkturpunkte als in anderen – zum Beispiel am Ohr. Mit deren
Hilfe kann ein Akupunkteur Ihren ganzen Körper beeinflussen, nicht nur ein bestimmtes Organ. Diese Gebiete heißen
»Reflexzonen« – die wichtigsten finden Sie in der Tabelle:

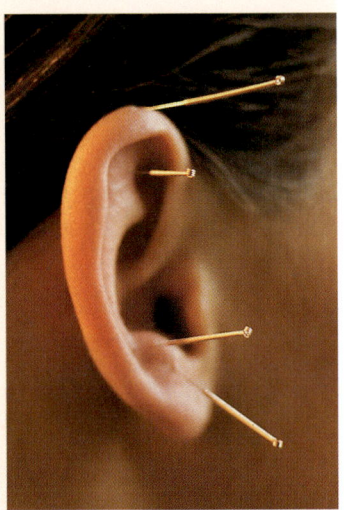

**Am menschlichen Ohr befin-
den sich besonders viele Akupunkturpunkte, die auf den
ganzen Körper wirken.**

Sonderformen der Akupunktur

Beispiele für Reflexzonen sind das Ohr, die Kopfhaut, der Mund,
die Hand, die Füsse und so weiter. Für diese speziellen Bereiche
unseres Körpers haben sich ganze Behandlungssysteme entwickelt. Ich möchte sie als »Sonderformen der Akupunktur«
bezeichnen. Zu ihnen gehören zum Beispiel:

● die Ohr-Akupunktur, die meist zur Unterstützung der »normalen« Akupunktur eingesetzt wird;

● die Schädel-Akupunktur, in China seit etwa 1970 ausgeübt;

● die Mund-Akupunktur nach dem Münchner Arzt Dr. Jochen
Gleditsch, wobei die Punkte hier nicht gestochen, sondern mit
einem örtlichen Betäubungsmittel angespritzt werden — ähnlich wie bei der »Neuraltherapie«, einem westlichen Naturheilverfahren.

● die Fußreflexzonen-Massage, die nach Meinung der alten
Chinesen unter anderem bei Potenzproblemen hilft.

Alle diese Behandlungssysteme sind sehr wirksam, wenn ein
geschulter und erfahrener Therapeut sie ausübt. In den falschen
Händen können sie hingegen großen Schaden anrichten.

Ohr-Akupunktur mit Samenkörnern

Akupunkturpunkte am Ohr werden durch Einmalnadeln
oder Dauernadeln gereizt. Manchmal werden auch Samen-
körner verwendet, die durch ein Pflaster festgehalten werden. Der Patient kann die Körner dann durch das Pflaster
ein- bis zweimal am Tag massieren und so den darunterlie-
genden Punkt anregen.

Die Haut über Akupunkturpunkten weist einen verringerten
elektrischen Widerstand auf. Deshalb werden zum Aufsuchen der Punkte am Ohr, die meist sehr eng nebeneinander
liegen, elektrische Hautwiderstands-Meßgeräte verwendet.

Akupunktur mit Strom und Laser

Neben dem »Nadeln« haben sich in letzter Zeit, vor allem im Westen, andere Möglichkeiten entwickelt, Akupunkturpunkte zu reizen. Besonders erwähnenswert sind die Elektrostimulations-Akupunktur und die Laser-Akupunktur. Strom wird vor allem zur Schmerzbehandlung und zur Betäubung eingesetzt. Die Wirkung des Lasers entspricht der des behandelten Akupunkturpunktes.

Bei Angst vor Schmerzen

Tatsächlich ist es möglich, bestimmte Akupunkturpunkte so zu reizen, daß einfache Operationen fast schmerzfrei durchgeführt werden können. Diese Methoden eignen sich zum Beispiel gut für das Zähneziehen. Allerdings verschwindet bei der Elektro-Akupunktur nach meinen Erfahrungen der Schmerz nicht ganz, er wird vielmehr nur gelindert. Die Laser-Akupunktur ist ebenfalls überhaupt nicht schmerzhaft. Besonders hilfreich sind beide Methoden deshalb für Kinder oder sehr schmerzempfindliche Menschen.

Zhenjiu heißt »stechen und brennen«

Das chinesische Wort für Akupunktur ist »Zhenjiu« (sprechen Sie »Dschentschiu«), das bedeutet »stechen und brennen«. Für die Chinesen ist also das Stechen von Nadeln in bestimmte Körperpunkte untrennbar mit der »Moxibustion«, also dem Abbrennen von Moxawolle (getrocknetes Beifußkraut) auf diesen Körperpunkten verknüpft.

Moxa – Wärme mit starker Wirkung

Das Erwärmen von Akupunkturpunkten hat eine ganz besondere Wirkung: Die Moxabehandlung wird vor allem bei Kälte-Zuständen eingesetzt. Falls Sie also oft frösteln und zu kalten Händen und Füßen neigen oder Kälte und Wind nicht mögen, ist sie für Sie geeignet.

Westliche Akupunkteure lassen die Moxawolle oft weg – vermutlich wegen des eigentümlichen Geruchs, der beim Verbrennen entsteht. Er kann sich nämlich in der Praxis festsetzen, wenn man nicht oft genug lüftet.

Mikro-Aderlaß, Pflaumenblütennadel und Schröpfkopf spielen in der TCM eine eher untergeordnete Rolle.

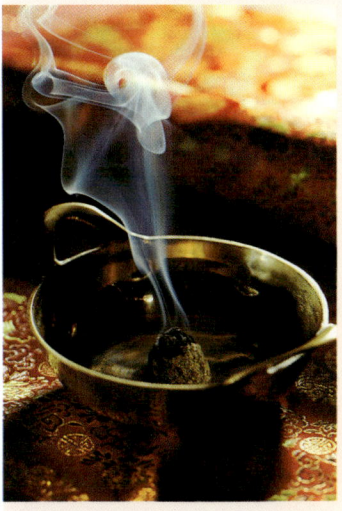

Ein brennender Moxa-Kegel entfaltet auf der Haut eine starke Heilwirkung. Er darf aber nur von einem TCM-Arzt oder -Therapeuten angewendet werden. Ab Seite 97 finden Sie Moxabehandlungen, die Sie sogar selbst durchführen können.

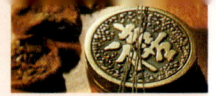

Tuina – Massage der sanften Hände

Tuina-Massage ist Be-»Hand«-lung im wahrsten Sinne des Wortes. Durch Berührungen seiner Hände – einmal milde, einmal fest, aber stets behutsam und vorsichtig – untersucht und heilt der TCM-Masseur Ihren Körper. Die Wurzeln der Tuina-Massage reichen zurück bis etwa ins vierte Jahrhundert vor Christus. Allerdings wußten schon Steinzeit-Menschen um die heilende Kraft der Hände gegen bestimmte Krankheiten.

Ähnlich der westlichen Akupressur

»Akupressur« ist zwar ein westlicher Begriff, doch die dort verwendete Technik ist chinesischen Ursprungs: Das »Drücken-Pressen«ist eine der 19 Grundtechniken der Tuina-Massage.

Die Tuina-Therapie ist am ehesten mit der Akupressur zu vergleichen. Nur mit seinen Händen übt der Tuina-Arzt auf Ihren Körper verschiedene Reize aus: er drückt, schiebt, zieht, preßt, reibt, kratzt, greift und so weiter – bestimmt, aber sanft.

Diese Techniken sind in der westlichen Massage natürlich auch üblich. Das besondere an Tuina ist jedoch, daß sie sich auf die Akupunkturpunkte und Meridiane konzentriert. Darüber hinaus umfaßt die Tuina-Massage auch einfache Bewegungsübungen und Techniken, die etwas verschobene Wirbel wieder einrenken. Auch im Westen kennen wir übrigens solche Einrenk-Verfahren für leicht »entgleiste« Knochen, zum Beispiel in Form der sogenannten »Chiropraktik« oder »Osteopathie«.

Hilfe bei zahlreichen Beschwerden

Die Tuina-Therapie ist vielseitig einsetzbar: zum Beispiel bei andauernden Schmerzen, vor allem wegen Muskelverspannungen, bei Erkrankungen der Knochen und Gliedmaßen, bei Kinderkrankheiten sowie bei inneren und Frauen-Krankheiten.

Außerdem ist die Tuina-Massage eines der TCM-Verfahren, die Sie auch selbst, ohne Arzt, anwenden können. Dann hat sie den Zweck, vorbeugend Ihre Gesundheit zu erhalten, etwa durch die Gesundheits-, Fitneß- oder Schönheits-Massage (Seite 84 bis 94). Oder Sie unterstützen mit der Massage zu Hause Ihre Behandlung durch den TCM-Arzt.

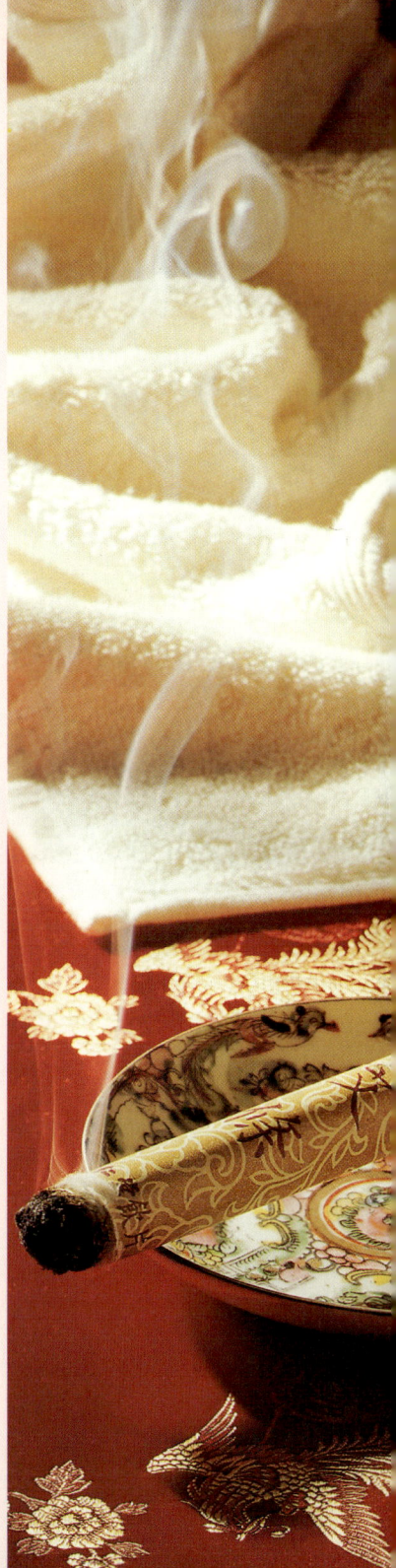

Massage und Moxa für Ihr Wohlbefinden

Gesundheit und selbst
Schönheit sind keine
Geschenke der Götter.
Wenn Sie Ihren Körper
regelmäßig mit
Tuina-Massagen und
Moxabehandlung
pflegen, erhalten Sie
sich eine vitale
und jugendliche
Ausstrahlung bis ins
hohe Alter.

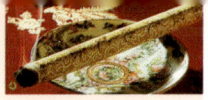

Schönheit und Lebenskraft durch Tuina-Massage

Die Tuina-Massage ist einer der Schätze der TCM, die Sie sich selbst erarbeiten können. Sanft in der Anwendung, hat sie dennoch starke Wirkungen: Leichtes Klopfen, Kneten, Drücken, Streichen oder Greifen läßt Ihre Energie wieder strömen, verleiht Ihrem Körper Gesundheit und mehr Vitalität, Ausstrahlung und Schönheit. Ich habe für Sie drei Formen der Eigenmassage ausgewählt: Die Fitneß-, die Gesundheits- und die Schönheits-Massage.

Starten Sie fit in den Tag

Zur Tuina-Massage, auch »Chinesische Manuelle Therapie« genannt, gehören alle Behandlungsmaßnahmen der Chinesischen Medizin, bei denen der Therapeut lediglich seine eigenen Hände als Werkzeug benutzt. Er übt damit milde bis starke – aber immer behutsame – Kräfte auf Akupunkturpunkte oder erkrankte Körpergebiete aus. Das Besondere an der Tuina-Massage ist, daß Sie sie auch ohne »fremden« Masseur bei sich selbst anwenden können. Und, natürlich, daß Sie sie sowohl gegen Beschwerden einsetzen können, als auch vorbeugend, um Ihre Gesundheit zu erhalten.

Die Fitneß-Massage dauert ungefähr 10 Minuten. Sie können sie deshalb auch in jeder kurzen Arbeitspause oder nach dem Sport leicht ausführen.

Praktisch im hinteren Buchumschlag

Zunächst werden Sie eine Übungsreihe aus sechs Massagen kennenlernen, die auf Ihren ganzen Körper wirkt. Sie zielt nicht auf Erkrankungen ab, sondern dient Ihrem Wohlbefinden und Ihrer Fitneß. Daher eignet sie sich zum Beispiel gut als Morgen-Massage.

Die Bilder und Beschreibungen zu dieser »Fitneß-Massage für den Alltag« finden Sie auf den Innenseiten des hinteren Buchumschlags. So können Sie, wenn Sie üben wollen, ganz leicht das Buch mit aufgeklappter Umschlagseite aufstellen. Auf diese Weise ist es für Sie noch einfacher, den Verlauf der Übungen zu verfolgen – besonders morgens, wenn Sie den Schlaf noch nicht so ganz abgeschüttelt haben ...

Sanfte Entspannung

Mit Hilfe der folgenden Tuina-Massage können Sie Tag für Tag aktive Gesundheits-Vorsorge betreiben – und Krankheiten gar nicht erst entstehen lassen. Gezielte Griffe und Massagen stärken den Qi-Fluß in Ihrem ganzen Körper und beruhigen Ihr Nervensystem sowie die inneren Organe. Die Übungsreihe hilft Ihnen auch, sich nach seelischem oder körperlichem Streß zu entspannen.

Gesundheits-Massage für Körper und Seele

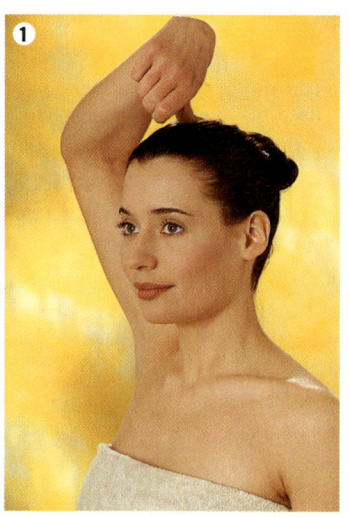

Am besten setzen Sie sich auf einen Hocker.
❶ Drücken und kneten Sie kurz mit Ihrem Daumen oder Zeigefinger auf den höchsten Punkt Ihres Scheitels.
❷ Drücken und kneten Sie nun kurz mit Ihren Daumen die Punkte, die links und rechts neben Ihrem Halsmuskel in der Mulde unterhalb des Schädelknochens liegen.
Die Übungen 1 und 2 helfen auch gegen Müdigkeit, Kopfschmerz, Schwindel und Erkältungskrankheiten.

Bitte führen Sie alle Tuina-Massagen, wo möglich, stets spiegelbildlich beziehungsweise beidseitig durch.

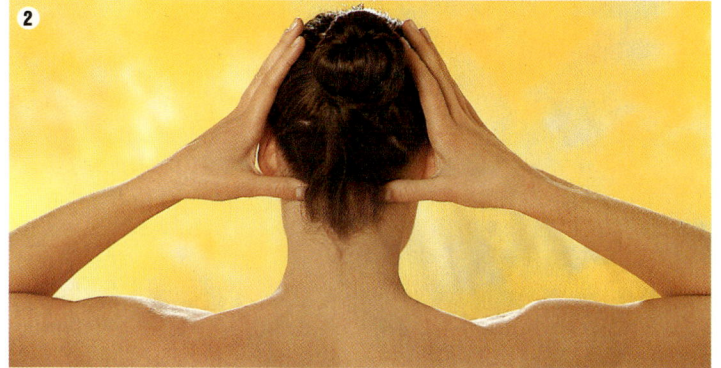

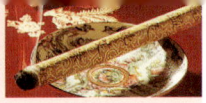

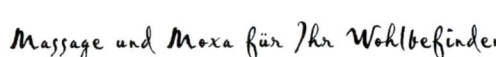

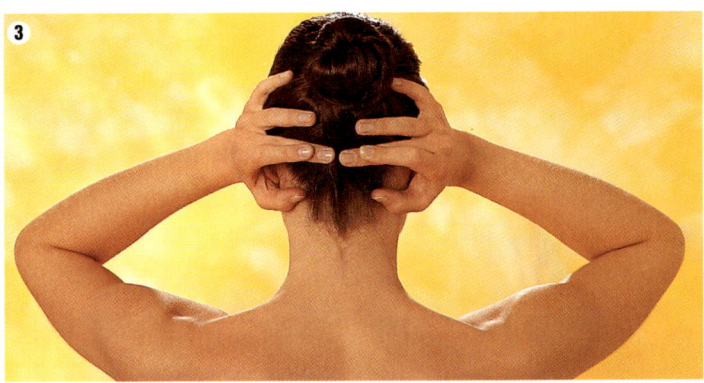

❸ Legen Sie Ihre Handflächen so über beide Ohren, als wollten Sie sich die Ohren fest zuhalten. Ihre Mittelfinger liegen dabei auf dem Hinterkopf auf.

Legen Sie nun Ihre Zeigefinger über die Mittelfinger. Dann lassen Sie mit einem deutlichen »Plopp« die Zeigefinger auf Ihren Hinterkopf herunterschnappen. Machen Sie die Bewegung 30 Mal. Nehmen Sie anschließend Ihre Hände plötzlich wieder von den Ohren weg. Wiederholen Sie den Übungsteil 3 noch fünfmal.

Mit dieser Technik können Sie die Tätigkeit Ihres Gehirns und Ihr Hörvermögen stärken.

Schließen Sie bitte bei dem Übungsteil 3 Ihre Hände so über den Ohren, daß diese sozusagen »schalldicht« abgedeckt sind – nur dann erfüllt er den gewünschten Zweck.

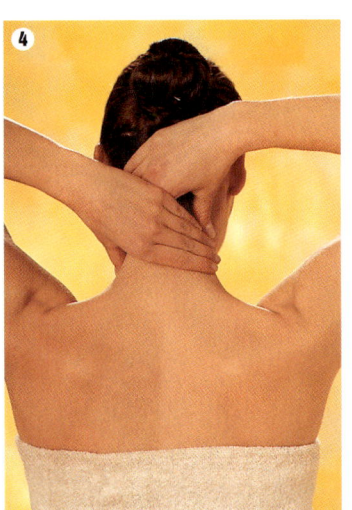

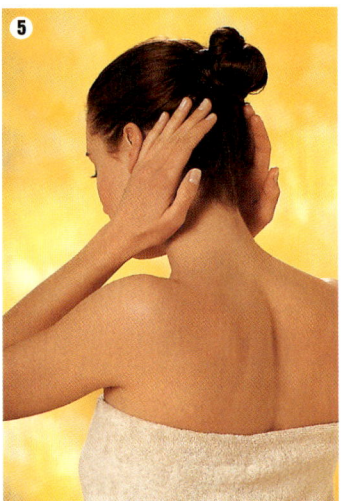

❹ Legen Sie beide Handflächen mit geschlossenen Fingern auf Ihren Nacken, die eine direkt unterhalb des Kopfes, die andere etwas weiter unten an den Halsrücken.
Greifen Sie dann Ihre Nackenmuskeln mit den Fingern Ihrer beiden Hände. Versuchen Sie, die Muskelstränge gleichzeitig zwischen den Handwurzeln zu pressen. Halten Sie sie auf diese Weise etwa eine Minute lang fest, selbst wenn es ein bißchen zwickt. Sie werden anschließend die Erleichterung in den Muskeln spüren.
❺ Kneten Sie nun jeweils den Knochen, der direkt hinter Ihrem Ohr liegt, mit der Kleinfingerseite Ihrer Handkanten. Die Übungsteile 5 bis 8 lindern Muskelverspannungen, 5 bis 7

auch Kopfschmerzen.
❻ Greifen Sie mit den Fingern der rechten Hand den Muskelstrang, der von Ihrem Nacken zu Ihrer linken Schulter führt — etwa eine Minute lang.
❼ Legen Sie Ihren linken Mittelfinger auf den Punkt an der Rückseite Ihres rechten Unterarms, 3–4 cm oberhalb des Handgelenks zwischen Elle und Speiche. Setzen Sie den Daumen derselben Hand genau auf den Punkt gegenüber, an die Innenseite Ihres Unterarms. Kneten Sie beide Punkte so lange, bis ein Gefühl der Reizung oder Ausdehnung entsteht.
Teil 7 der Gesundheitsmassage stärkt den von Ihnen bearbeiteten Bereich und außerdem Ihren ganzen Körper.

Bitte beachten Sie: Falls Sie irgendwo an Ihrem Körper eine Entzündung, ein Geschwür oder eine Hautkrankheit haben sollten, behandeln Sie bitte die betroffenen Körperstellen nicht. Dies gilt für alle Tuina-Massagen.

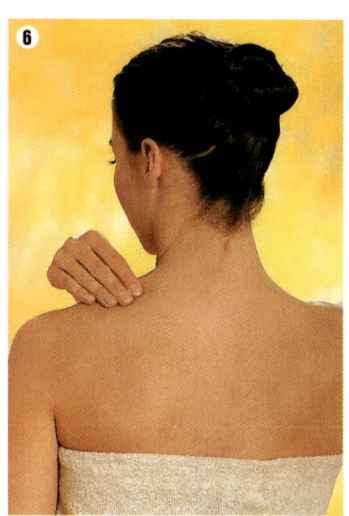

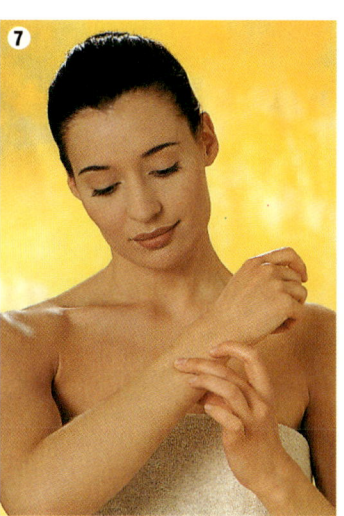

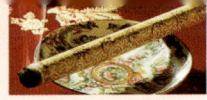

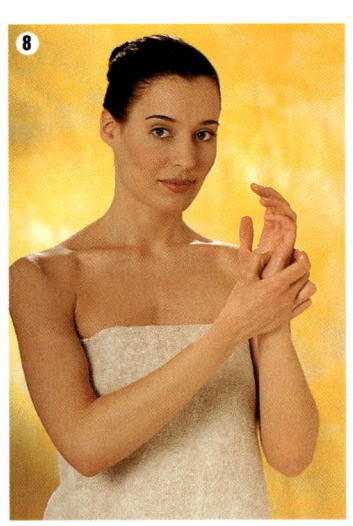

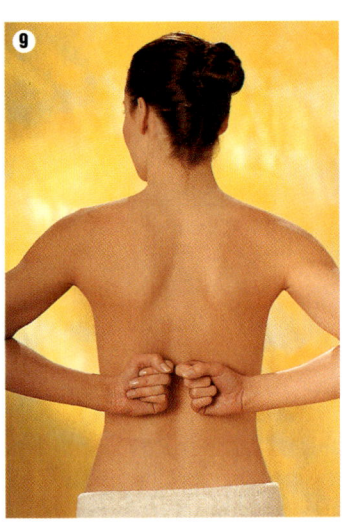

Falls Ihre Fingernägel recht lang sind, können Sie bei Übungsteil 8 auch mit Ihrem Daumenknöchel und dem Ballen Ihres Zeigefingers drücken. Bitte tun Sie dies gegebenenfalls auch bei allen folgenden Übungen, sonst könnten Sie Ihre Haut verletzen oder sich blaue Flecke drücken.

8 Legen Sie die Spitze Ihres rechten Daumens auf einen Punkt etwas oberhalb der Mitte Ihrer linken Handfläche. Drücken Sie mit der Spitze Ihres rechten Zeigefingers auf der Außenseite der Hand dagegen. Führen Sie auch hier die Massage so lange aus, bis sich ein Gefühl der Reizung oder Ausdehnung einstellt. Wiederholen Sie die Übung zur anderen Körperseite.

9 Ballen Sie nun Ihre beiden Hände zur Faust. Drücken Sie während des Einatmens mit Ihren untersten Zeigefinger-Knöcheln links und rechts direkt neben der Wirbelsäule jeweils auf einen Punkt, der etwa zwei Handbreit oberhalb der Pofalte liegt. Lassen Sie beim Ausatmen wieder im

Druck nach. Üben Sie etwa fünf Atemzüge lang.

10 Legen Sie dann etwa an derselben Stelle beide Handflächen links und rechts neben der Wirbelsäule auf Ihren Rücken. Ihre Finger zeigen nach schräg unten innen, Ihre Handwurzeln nach schräg oben außen. Stoßen und kneten Sie nun auf beiden Seiten Ihrer Wirbelsäule mit Ihren Handwurzeln Schritt für Schritt langsam nach unten bis zur Pofalte.

Die Übungen 9 und 10 können den Zustand Ihres ganzen Körpers verbessern. Besonders positiv jedoch wirken sie sich auf Ihr Verdauungssystem aus. Sie werden ferner angewendet gegen Müdigkeit und Schmerzen, besonders im Bereich des unteren Rückens.

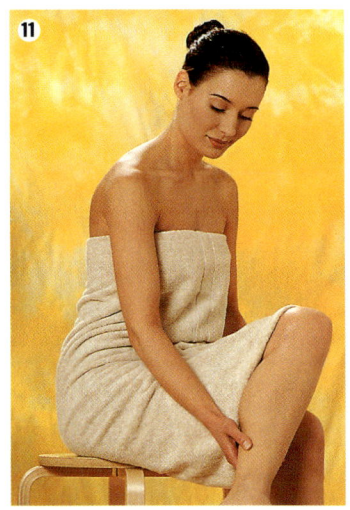

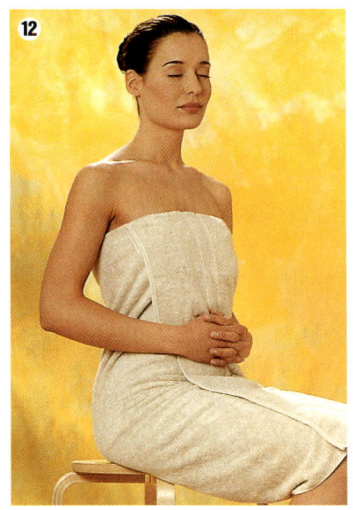

⓫ Suchen Sie nun einen Punkt an der Innenseite Ihres Unterschenkels. Sie finden ihn auf der Linie zwischen Ihrem Fuß und Ihrem Knie, etwa 6 cm oberhalb Ihres Innenknöchels, direkt hinter dem Schienbein. Drücken Sie diesen Punkt einige Momente lang mit der Spitze Ihres Daumens oder Zeigefingers.

Diese Massage stärkt Ihre Beinmuskeln und verbessert die Funktion Ihrer Organe.

Übrigens wird dieser Punkt, der »MP 6« auf dem Milz-Pankreas-Meridian, auch »Frauenpunkt« genannt. Denn er kann gegen Störungen und Ausfall der Regelblutung, gegen Unfruchtbarkeit und auch bei Beschwerden in den Wechseljahren gedrückt werden.

⓬ Die nun folgende Konzentrationsübung bildet den Abschluß der Gesundheits-Massage. Sie können sie im Stehen oder auch im Sitzen durchführen, auf einem Stuhl oder Hocker, oder auch auf dem Fußboden — wie es Ihnen am angenehmsten ist. Wichtig ist nur, daß Sie insgesamt Ihren Oberkörper aufrecht halten, aber trotzdem entspannt bleiben.

Verschränken Sie beide Hände locker auf Ihrem Unterbauch. Konzentrieren Sie sich zwei Minuten lang auf diese Körperstelle. Versuchen Sie, völlig »abzuschalten« und zu spüren, wie die Wärme in Ihren Bauch einströmt. So sammeln Sie die während Ihrer Massage ins Fließen gebrachte Energie und unterstützen ihre Wirkung.

TIP

Den »Frauenpunkt« in der Übung 11 können sich auch Männer zunutze machen: Die Chinesen drücken ihn nämlich auch gegen spontane Samenergüsse.

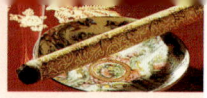

Jung bleiben bis ins hohe Alter

Hand aufs Herz: Wünschen nicht auch Sie es sich, bis ins hohe Alter jugendlich auszusehen? Die Tuina Schönheits-Massage hilft ihnen dabei – vorausgesetzt, Sie sind bereit, regelmäßig etwas Zeit einzusetzen.

Die Schönheits-Massage wird ausschließlich im Gesicht angewandt. Sie ist einfach und schnell durchzuführen, dennoch ist ihre Wirkung erstaunlich. Sie verbessert die Funktion der jeweiligen Meridiane und Nebengefäße. Sie stärkt den Fluß der Lebensenergie Qi und des Blut-Xue und regt außerdem Ihren gesamten Stoffwechsel an.

Die beste Pflege für Ihr Gesicht

Ihre Haut wird damit besser ernährt, das Bindegewebe auf die Dauer elastischer. Durch die Massage verteilen Sie im Lauf der Zeit außerdem das Unterhaut-Fettgewebe in Ihrem Gesicht gleichmäßiger: Dadurch wird Ihr Gesicht ebenmäßiger und Ihre Haut glatter. Schon vorhandene Fältchen verschwinden und neue entstehen viel langsamer. So können Sie sich eine jugendliche und vitale Ausstrahlung bis in die späten Jahre erhalten. Die Schönheits-Massage hat auch eine zusätzliche heilende Wirkung: Sie kann helfen, bestimmte Veränderungen im menschlichen Blut zu lindern und gegen Erkältungen und Erfrierungen vorzubeugen.

Ein Teil der Ganzheit

Wie für andere Körperteile gilt in der TCM auch für das Gesicht: Es ist kein isolierter Bereich, sondern ein Teil des ganzen Organismus. Deshalb sind die Chinesen der Ansicht, daß man das Gesicht nicht nur für sich genommen behandeln kann.

Auch das Versorgungssystem und die geistige Verfassung eines Menschen spiegeln sich in seinem Gesicht wieder. Das heißt zum Beispiel, daß ein Mensch, der zwar oft die Schönheits-Massage anwendet, sich aber geistig nicht rege hält oder sich ständig mit negativen Gedanken belastet, keine optimalen Erfolge erzielen wird. Wenn Sie aber regelmäßig Ihr Gesicht mit der Tuina-Massage pflegen und auch sonst eine körperlich wie geistig gesunde Lebensweise einhalten, ist Ihnen der Erfolg Ihrer Bemühungen gewiß.

Zur Schönheitspflege Ihres Gesichts gehören nach Vorstellung der Chinesen auch noch ein paar andere Dinge: Zum Beispiel sollten Sie es nicht mit heißem Wasser waschen und beim Trocknen mit dem Handtuch nicht zu kräftig abrubbeln – Sie könnten sonst Ihrer Haut schaden.

Schönheits-Massage für Ihr Gesicht

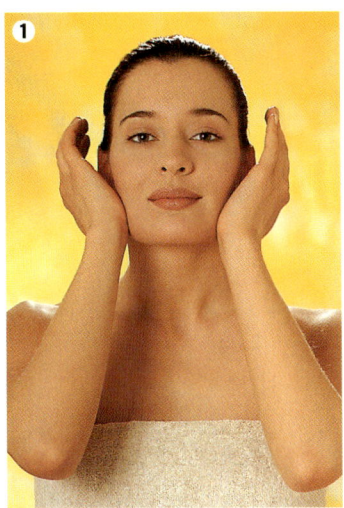

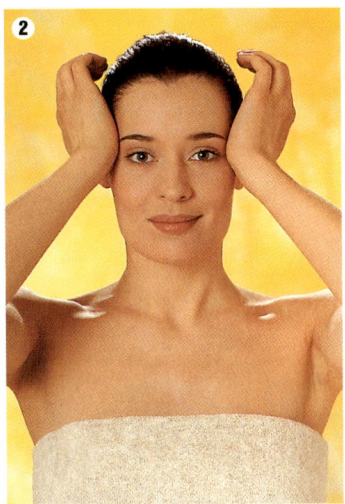

Setzen Sie sich bequem auf einen Hocker.

❶ Drücken und kneten Sie nun mit den Handwurzeln die Haut auf beiden Seiten Ihres Gesichts langsam, mit sanfter Kraft von oben nach unten. Benutzen Sie die Daumenkuppe für Vertiefungen. An den Backenknochen dürfen Sie mit etwas mehr Kraft und ein bißchen ausführlicher drücken. Massieren Sie so etwa zwei Minuten lang.

❷ Kneten Sie anschließend für eine kurze Weile schnell mit Ihren Handwurzeln den Punkt, der sich seitlich neben Ihren äußeren Augenwinkeln, in der Mulde auf der Außenseite Ihrer beiden Augenhöhlen befindet.

❸ Als letzten Teil dieses Übungs-Abschnittes stoßen Sie dann bitte, immer noch mit ihren Handwurzeln, vom letzten Punkt aus, der »Taiyang« heißt, zurück bis hinter Ihr Ohr. Taiyang können Sie übrigens auch gegen Kopfschmerzen sowie Rötung, Schwellung und Schmerzen am Auge drücken. Wiederholen Sie die stoßende Bewegung noch weitere 19 Mal. Führen Sie sie mit deutlichem Druck, aber dennoch behutsam aus — mit der Zeit werden Sie lernen, die »richtige Mischung« zu erspüren.

Auch für die gesamte Schönheits-Massage gilt: Bitte führen Sie alle Übungen, wo möglich, immer gleichzeitig auf beiden Gesichtshälften mit beiden Händen aus.

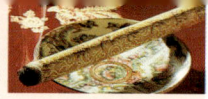

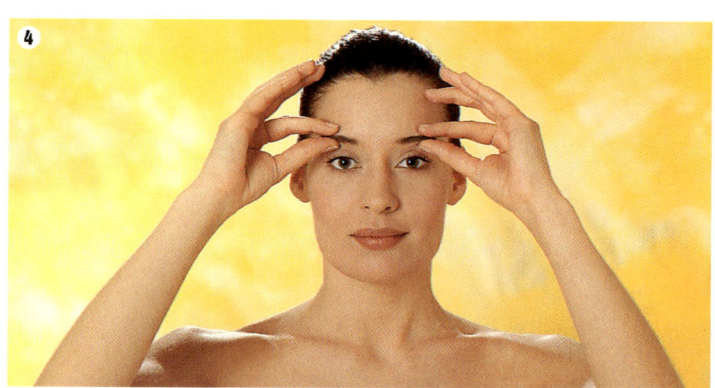

Drücken Sie bei Übungsteil 5 jeden Punkt etwa eine Minute lang. Die Punkte an Ihren Nasenflügeln (Übungsteil 7) können Ihnen auch Erleichterung schaffen, wenn Sie eine verstopfte Nase oder Nasenbluten haben.

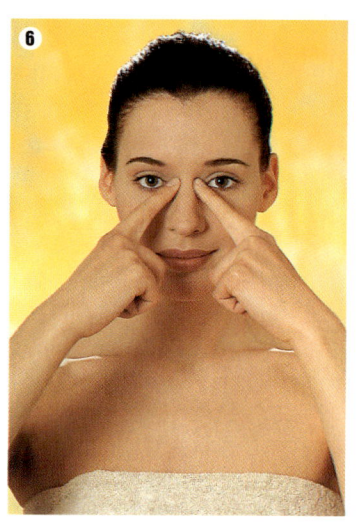

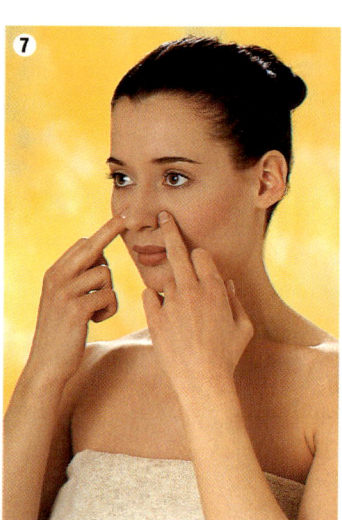

❹ Kneifen Sie mit Ihren Daumen und Zeigefingern von innen nach außen zehnmal entlang Ihrer Augenbrauen.
❺ Drücken Sie mit den Spitzen Ihrer Mittelfinger zunächst auf die äußeren Enden, dann auf die Mitte Ihrer Brauen.
❻ Drücken und kneten Sie dann — für rund eine Minute —

mit den Spitzen der Zeigefinger beidseitig Ihre Nasenwurzel, etwa 2 mm oberhalb der inneren Augenwinkel.
❼ Kneten Sie nun eine Minute lang, wiederum mit den Mittelfingern, den Mittelpunkt der Falte Ihrer Nasenflügel.

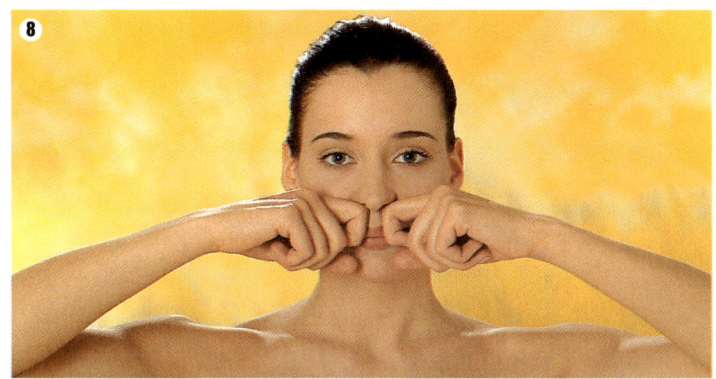

8 Legen Sie die Daumenseiten Ihrer mittleren Zeigefinger-Glieder links und rechts auf die Mitte Ihrer Oberlippe. Reiben Sie dann die Lippe etwa zehnmal von der Mitte nach außen. Wiederholen Sie dasselbe an Ihrer Unterlippe. Beißen Sie anschließend vorsichtig mit Ihrer unteren Zahnreihe auf Ihre Oberlippe. Und danach mit Ihrer oberen Zahnreihe auf die Unterlippe.

9 Drücken Sie nun mit der Kuppe eines Daumens rund eine Minute lang auf die Mitte Ihres Kinns.

10 Halten Sie mit der rechten Hand Ihr linkes Ohrläppchen fest und von Ihrem Körper weg. Reiben Sie gleichzeitig dreimal mit den Fingerflächen der linken Hand Ihre rechte Ohrmuschel — und zwar von schräg außen-unten nach schräg oben-innen, jeweils hin und wieder zurück.

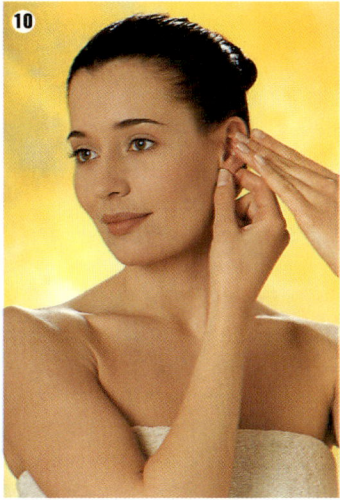

Indem Sie Ihr Ohrläppchen festhalten und somit drücken, stimulieren Sie die darauf befindlichen Akupunkturpunkte, die anregend auf Ihren gesamten Kopfbereich wirken. Auf der Ohrmuschel aktivieren Sie Punkte für Ihre Wirbelsäule, Ihre Arme und Beine und Ihre inneren Organe.

TIP

Versuchen Sie, all diese Übungsteile mit innerer Gelassenheit zu machen und nicht mit verbissenen Gedanken an ein »Ziel« wie Schönheit oder Gesundheit. Überhaupt hielten die alten Chinesen die Gelassenheit für eine der wichtigsten Grundhaltungen im Leben ...

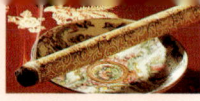

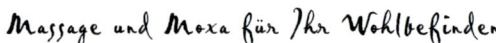

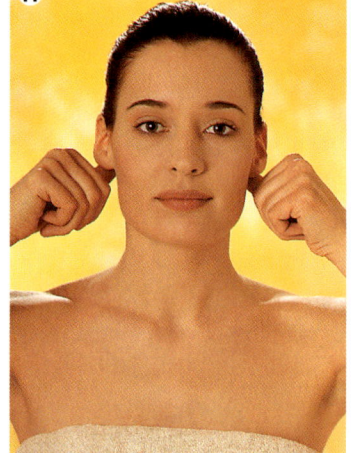

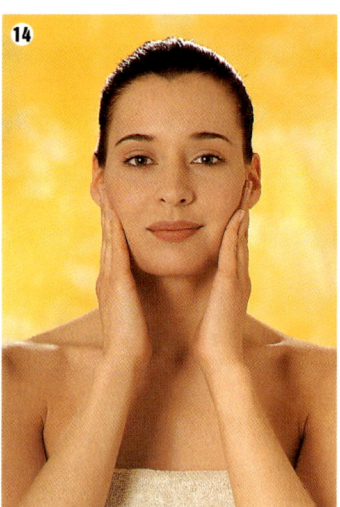

Bei Übungsteil 13 sollen Sie Ihre Gesichtsmuskeln massieren. Aber wo genau verlaufen diese? Ich rate Ihnen, sich bei der Suche auf Ihr Gespür zu verlassen. Tasten Sie sich voran, schneiden Sie Grimassen – und lernen Sie so Ihr Gesicht auf eine ganz neue Weise kennen.

⑪ Suchen Sie den Knochen, der sich direkt hinter Ihrem Ohr etwas nach oben wölbt. Kneten Sie diesen ganzen Bereich mit den Spitzen Ihrer Daumen oder Mittelfinger.
⑫ Beklopfen Sie die Haut Ihres Gesichts eine Minute lang leicht mit den Innenflächen Ihrer Finger oder den Fingerspitzen.
⑬ Dann drücken oder kneten Sie mit Ihren Handwurzeln oder Daumenballen an Ihren oberflächlichen Gesichtsmuskeln

entlang. Tun Sie dies so lange, bis ein Hitzegefühl entsteht.
⑭ Legen Sie nun beide Handflächen vorne auf Ihr Gesicht. Streichen Sie mit den Händen genüßlich hinauf zum Scheitel, hinter den Ohren wieder abwärts und nach vorn bis zum Kinn. Stellen Sie sich dabei vor, daß Sie unter der Dusche stehen und das Wasser über Ihren Kopf fließt.
Wiederholen sie diese »Gesichts-Dusche« dreimal.

Moxa: kleine »Zigarre« mit großer Wirkung

Die Moxabehandlung ist sehr eng mit der Akupunktur verbunden. Doch während die heilenden Nadeln unbedingt die Hände eines Fachmannes benötigen, können Sie das Moxakraut auch selbst anwenden. Die praktischen Moxa-Zigarren machen es Ihnen leicht, bestimmte Akupunkturpunkte zu erwärmen.

Wärme gegen Kälte-Erkrankungen

Die Moxabehandlung übt einen wärmenden Reiz auf den jeweiligen Akupunkturpunkt aus. Das bedeutet, daß sie das Yang stärkt. Folglich kann sie nach den Regeln der TCM gegen Wind-, Kälte- und Nässe-Disharmonien eingesetzt werden – und natürlich gegen Yang-Mangel. Sie haben das Prinzip bereits als die »Behandlung mit dem Gegenteil« kennengelernt (Seite 16 f.).

Erinnern Sie sich an die Theorie von Yin und Yang (Seite 26)? Das Yang steht für Helligkeit und Wärme, das Yin für Dunkelheit und Kälte. Wann immer Sie also Wärme an Ihrem Körper anwenden, unterstützen Sie damit das Yang.

Wichtiger Hinweis

Wenden Sie bitte die Moxabehandlung auf keinen Fall bei einer Hitze-Erkrankung an. Das heißt, Moxa ist verboten, wenn Sie Beschwerden haben wie
● Fieber und Hitzegefühle,
● viel Durst und Verlangen nach kalten Getränken,
● oder wenn sich Ihre Symptome durch Wärme verschlimmern und durch Kühlen gelindert werden.
Ebensowenig sollten Sie Moxa anwenden, wenn Ihre Haut über dem jeweiligen Akupunkturpunkt erkrankt oder verletzt ist. Überhaupt ist es besser, Sie verzichten auf die Moxabehandlung, wenn Sie an Hautkrankheiten leiden. Schließlich bietet Ihnen die TCM ja auch genügend andere Heilmethoden.
Selbstverständlich gilt auch für die Moxabehandlung, daß sie bei Beschwerden nur zur Unterstützung der Maßnahmen Ihres Arztes dienen kann. Bei anhaltenden Beschwerden sollten Sie auf jeden Fall ärztlichen Rat einholen.

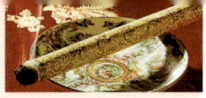

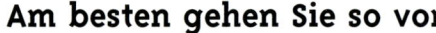

Am besten gehen Sie so vor

Wie kommen Sie nun an eine Moxa-Zigarre? Das ist gar nicht so schwer: Im Anhang dieses Buches finden Sie auf Seite 155 entsprechende Bezugsquellen. Der Kauf lohnt sich! Besonders, wenn man bedenkt, daß Sie eine solche Zigarre lange verwenden können.

Die Moxabehandlung selbst können Sie mit etwas Übung recht einfach durchführen:

● Ziehen Sie zunächst das Deckpapier auf einer Länge von etwa 1 bis 2 cm ab – auf diese Weise wird die Moxa-Zigarre besser brennen.

● Zünden Sie sie dann an, indem Sie ein Streichholz oder Feuerzeug an das freigelegte Ende halten.

● Sobald die Blätter Feuer gefangen haben, blasen Sie vorsichtig auf das Zigarren-Ende, bis eine Glut entsteht. Diese sollte durchaus »kräftig« sein, wenn Sie mit der Behandlung beginnen.

Bitte verwechseln Sie eine Moxa-Zigarre jedoch nicht mit einer gewöhnlichen Zigarre. Sie dürfen sie auf gar keinen Fall in den Mund nehmen und etwa daran ziehen, um sie anzuzünden. Das könnte Ihnen sogar schaden. Es genügt völlig, das Ende durch Blasen zu erhitzen. Sobald Sie Ihre Moxa-Therapie beendet haben, drücken Sie die Zigarre einfach vorsichtig wieder aus, oder streifen Sie die Glut behutsam ab.

Bitte beachten Sie auch bei der Moxabehandlung, daß Sie die Zigarre stets nacheinander auf beiden Körperseiten anwenden müssen — auch, wenn ich nur die Lage jeweils eines (des linken oder rechten) Akupunkturpunktes beschreibe.

Vor »Düften« wird gewarnt

Warnen muß ich Sie auch vor dem etwas eigentümlichen Geruch, der beim Abbrennen der Moxa-Zigarre entsteht. Er kann sich leicht in der Wohnung festsetzen. Gehen Sie also zur Moxa-Behandlung wenn möglich auf den Balkon oder in den Garten.

Wenn Ihnen weder das eine noch das andere zur Verfügung steht, können Sie ruhig auch ein Zimmer aufsuchen, das sich anschließend an die Behandlung gut lüften läßt. Ein Badezimmer mit Fenster zum Beispiel ist nach meinen Erfahrungen hierfür gut geeignet.

Solche kleinen Unannehmlichkeiten sollten Sie jedoch auf gar keinen Fall daran hindern, die Moxabehandlung anzuwenden. Denn sie ist ein äußerst wirkungsvolles Verfahren.

Keine Angst vor Hitze!

Nachdem Sie den richtigen Akupunkturpunkt gefunden haben, halten Sie das glühende Ende der Moxa-Zigarre etwa 2 bis 3 cm darüber. Machen Sie sich bitte keine Sorgen – die Regel heißt nicht, »je heißer, desto wirksamer«! Vielmehr ist es das Ziel der Moxabehandlung, ein angenehmes, gleichmäßiges Wärmegefühl an dem Punkt zu erzeugen. Wenn Ihre Haut also zu warm wird, gehen Sie mit der Glut ein wenig weiter weg. Sobald Sie meinen, daß Sie jetzt wieder etwas mehr Wärme vertragen könnten, kommen Sie mit der Glut wieder etwas näher und so weiter.

Ein intensives Wärmegefühl

Nach der Behandlung sollte das Gebiet um den Akupunkturpunkt gut durchwärmt und deutlich gerötet sein. Auf keinen Fall sollte es aber wehtun oder Blasen werfen! Berühren Sie also mit der Glut nie Ihre Haut. Wie lange Sie einen Punkt erhitzen sollten, ist individuell sehr verschieden. Als Richtlinie kann ich Ihnen eine Zeitspanne zwischen 10 und 15 Minuten angeben. Probieren Sie aus, was Ihnen am wohlsten tut.

Moxabehandlung 1 zur Entspannung und Vorsorge

Diese Moxabehandlung können Sie zur täglichen Erholung nach dem Streß des Alltags einsetzen. Sie dient aber auch der allgemeinen Gesundheitsvorsorge. Denn sie lädt gewissermaßen Ihre inneren »Batterien« wieder auf. Versuchen Sie es! Sie werden sehen, welch mächtiges Werkzeug eine Moxa-Zigarre ist.

❶ Als erstes erwärmen Sie den Punkt rund 6 cm senkrecht unterhalb Ihres Nabels.

❷ Danach halten Sie die Glut an den Punkt etwa 3 cm senkrecht unterhalb Ihres Nabels.

❸ Dann ist der Punkt 8 cm oberhalb Ihres Nabels an der Reihe.

❹ Der Punkt, den Sie nun erwärmen sollen, trägt den Namen »Magen 36«, den Sie auf dem Foto 2 (Seite 99) sehen können. Um ihn zu finden, beugen Sie im Sitzen Ihr Knie. Ertasten Sie die Mulde direkt unterhalb Ihrer Kniescheibe. In der Mitte spüren Sie deutlich das starke Kniescheibenband. Rutschen Sie direkt neben der Aussenseite des Bandes 6 cm nach unten zum fraglichen Punkt.

Die erste Wärmebehandlung, die ich Ihnen nun vorstellen werde, eignet sich hervorragend zur regelmäßigen Gesundheitsvorsorge. Die weiteren Moxatherapien ab Seite 98 können Sie zur Linderung leichter Alltagsbeschwerden einsetzen.

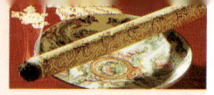
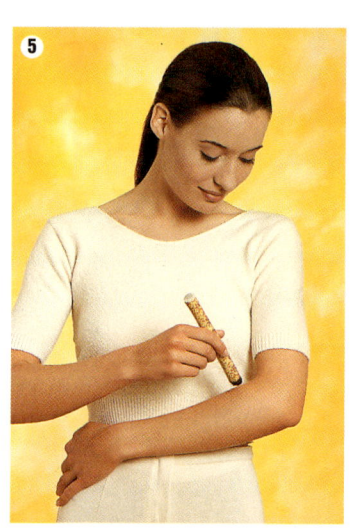

❺ Auf dem Foto rechts sehen Sie den letzten Punkt in dieser Behandlungs-Reihe. Um ihn zu finden, beugen Sie bitte Ihren Ellbogen einmal ganz. Dabei bildet sich in der Ellbeuge eine deutliche Falte. Legen Sie einen Finger auf das Ende der Falte, das zur Außenseite Ihres Armes weist.

Strecken Sie nun Ihren Arm wieder, der Finger bleibt, wo er ist. Von dieser Stelle aus gehen Sie schließlich noch 2 cm in Richtung Hand. Dort liegt der Punkt, um den es hier geht.

TIP

Vor Beginn jeder Moxabehandlung habe ich beschrieben, wann Sie die Therapie anwenden sollten und wann besser nicht. Zusätzlich finden Sie auch noch eine Tabelle im vorderen Buchumschlag, mit deren Hilfe Sie sich selbst eine einfache chinesische Diagnose stellen können. Dort ist dann auch nochmals auf die Moxa- und anderen Heilmaßnahmen verwiesen, die helfen können, Ihre Beschwerden zu lindern.

Moxabehandlung 2 gegen Erkältung

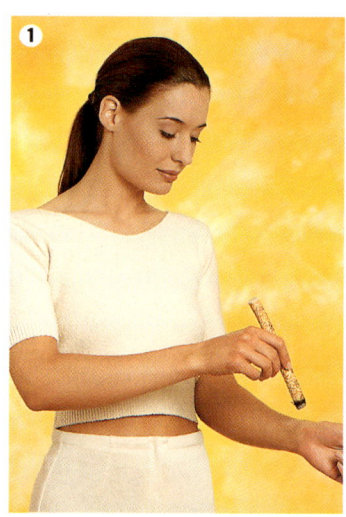

Bitte überprüfen Sie vor Behandlungsbeginn nochmals, ob Sie sich wirklich noch im Kälte-Stadium Ihrer Krankheit und noch nicht in deren Hitze-Stadium befinden (lesen Sie im Zweifelsfall nochmals auf Seite 60 f. nach!): Ihre Beschwerden sollten wenig Fieber, dafür Frösteln und eine stark laufende Nase mit wässrigem, dünnem Sekret sein.

❶ Erhitzen Sie nun zunächst den folgenden Punkt: Sie finden ihn auf der Daumenseite Ihres Unterarms, etwa 3 cm oberhalb Ihrer Handgelenksfalte, knapp über dem Knochenvorsprung der Speiche.

❷ Erwärmen Sie dann den Mittelpunkt der seitlichen Falte Ihrer beiden Nasenflügel.

Moxabehandlung 3 gegen Energielosigkeit

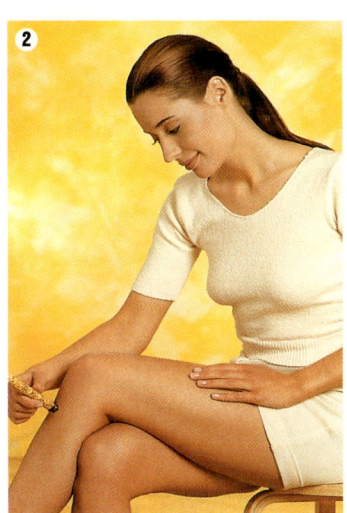

Zur Energielosigkeit in Form eines Milz-Yang-Mangels gehören außerdem noch folgende Beschwerden: Kurzatmigkeit, Müdigkeit und Mattigkeit. Dazu kommt ein Kältegefühl beziehungsweise Frösteln, vor allem an Armen und Beinen. Stühle werden oft als »zu weich« empfunden.

❶ Erwärmen Sie bitte als erstes einen Punkt rund 8 cm senkrecht oberhalb Ihres Nabels.

❷ Der Punkt, um den es nun geht, ist Ihnen bereits aus der ersten Moxabehandlung zur Entspannung und Vorsorge bekannt. Es ist der 36. Punkt des Magen-Meridians — der »Magen 36«.

Sie finden ihn am besten mit gebeugtem Knie. Ertasten Sie ihre Kniescheibe und das starke Kniescheibenband, das von dort in der Mitte nach unten verläuft. Suchen Sie mit Ihrem Zeige- oder Mittelfinger die Mulde an der Außenseite dieses Bandes, direkt unterhalb der Kniescheibe.

Von dort aus wandern Sie mit Ihrem Finger bitte etwa 6 cm senkrecht nach unten. Sie befinden sich nun am richtigen Punkt, neben der Außenseite Ihres Schienbeins. Erhitzen Sie diesen Akupunkturpunkt bitte wie gewohnt.

❸ Um den nächsten Punkt zu finden, gehen Sie bitte vom vorherigen aus etwa 6 cm waagrecht auf die innere Unterschenkelseite. Dann gehen Sie bitte wieder 3 cm senkrecht nach oben. Der gesuchte Punkt befindet sich in der Mulde zwischen Ihrem Knochen und dem Wadenmuskel.

Der Milz-Yang-Mangel ist eine innere Erkrankung im Sinne der TCM. Suchen Sie also unbedingt Ihren TCM-Arzt oder -Therapeuten auf, um zusätzliche Maßnahmen einzuleiten.

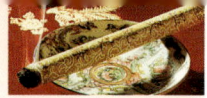

Moxabehandlung 4 gegen Schlafstörungen

Die folgende Behandlung ist für Sie nur geeignet, wenn Ihre Schlafstörungen durch Qi- und Blut-Xue-Mangel hervorgerufen werden. Das heißt, wenn Sie sich zum Beispiel schwach, schlapp und erschöpft fühlen, Durchschlafstörungen haben oder wenn allzu lebhafte Träume Ihren Schlaf stören. Bitte überprüfen Sie im Zweifelsfall noch einmal anhand der Tabellen ab Seite XX, ob dieses Disharmoniemuster auf Sie zutrifft. Keinesfalls dürfen Sie die Moxa-Zigarren anwenden, wenn Sie über Ihre Schlafstörungen hinaus Hitze-Beschwerden wie Unruhe, Herzklopfen, Reizbarkeit, Hitzegefühl, Verlangen nach Kühle und Durst verspüren.

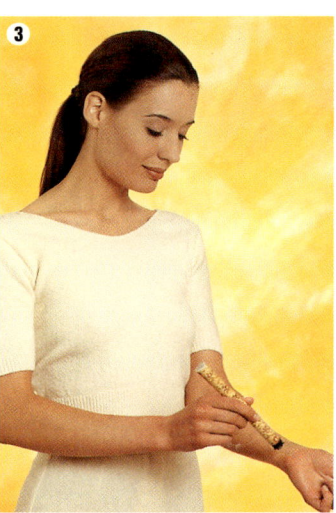

❶ Erhitzen Sie zunächst den Punkt 6 cm senkrecht unterhalb Ihres Nabels, der Ihnen bereits aus der »Moxabehandlung zur Erholung und Vorsorge« bekannt ist.

❷ Anschließend wenden Sie sich dem zweiten Punkt 3 cm senkrecht unterhalb Ihres Nabels zu, den Sie bereits aus der gleichen Behandlungsreihe kennen.

❸ Der nächste Punkt, den Sie erwärmen müssen, ist Ihnen noch unbekannt. Sie können seine Lage auf dem Foto 3 erkennen. Er liegt auf der inneren Handgelenksfalte, in einer spürbaren Mulde. Diese finden Sie in Richtung der Kleinfingerseite, direkt vor dem Knochen, der Ihre Handfläche nach unten-außen begrenzt.

❹ Der letzte Punkt dieser Behandlungsreihe ist nicht weit entfernt vom vorhergehenden. Suchen Sie den Mittelpunkt Ihrer inneren Handgelenksfalte. Rutschen Sie dann etwa 1 cm Richtung Kleinfingerseite und von dort 4 cm senkrecht in Richtung Ihres Ellbogens.

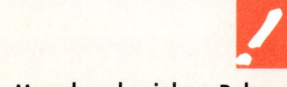

Manchmal reichen Behandlungen wie diese nicht mehr aus, um zur Ruhe zu kommen und schlafen zu können. Dann nämlich, wenn jemand chronisch nervös, ärgerlich oder perfektionistisch ist. Solche Therapiehindernisse (Marginalie Seite 59) muß erst der Psychologe beseitigen helfen, bevor die TCM wieder greifen kann.

Moxabehandlung 5 gegen Durchfall

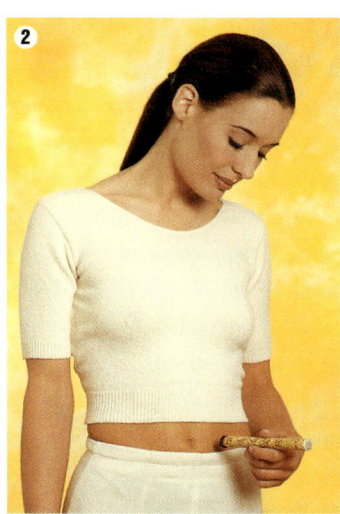

Auch wenn Sie unter Durchfall leiden, dürfen Sie nur dann mit Moxa behandeln, wenn Ihre Beschwerden auf einen Kälte-Zustand zurückgehen. Das bedeutet, daß sie sich bei Wärme-Anwendung bessern.
Bei Hitze-Zeichen, wie Durst, Beschwerden, die sich unter Kälte-Einfluß bessern, Hitzegefühlen oder Entzündung der Magenschleimhaut dürfen Sie die Moxabehandlung keinesfalls durchführen.
❶ Erhitzen Sie zunächst den bereits mehrfach erwähnten Punkt 3 cm senkrecht unter Ihrem Nabel.
❷ Dann erwärmen Sie bitte einen neuen Punkt, genannt

»Magen 25«. Es ist der »Alarmpunkt des Dickdarms«.
Wo er liegt, können Sie aus dem Foto links ersehen: Gehen Sie auf einer waagrechten Linie, die durch das Zentrum Ihres Nabels führt, etwa 4 cm seitlich. Dort finden Sie ihn. Der Akupunkturpunkt »Magen 25« wird auch »Alarmpunkt des Dickdarms« genannt, weil er hauptsächlich sehr gut auf verschiedene Funktionen der Verdauung wirkt. Er kann gestochen beziehungsweise gedrückt werden gegen Bauchschmerzen, Durchfall, Verstopfung sowie gegen kollernde und gurrende Geräusche aus dem Darm.
❸ Der nun folgende Punkt kommt Ihnen sicher wieder bekannt vor. Ich habe ihn bei der »Moxabehandlung gegen Energielosigkeit« unter 3 beschrieben: Beugen Sie im Sitzen Ihr Knie. Tasten Sie mit den Fingern nach der Mulde unterhalb Ihrer Kniescheibe. Finden Sie deren Mitte und gehen Sie von dort 3-4 cm waagrecht in Richtung der Innenseite Ihres Beines.

Hitze-Zustände sind für jemanden, der keine Fachkraft in TCM ist, manchmal schwer zu erkennen. Verstopfung und die Entzündung der Magenschleimhaut (»Gastritis«), gehören zum Beispiel dazu. Da Sie ohnehin bei dauerhaften Beschwerden den TCM-Arzt oder -Therapeuten aufsuchen sollten, können Sie im Zweifelsfall auch ihn fragen.

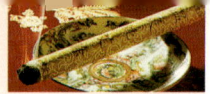

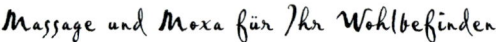

Moxabehandlung 6 gegen Völlegefühl

Dies ist die letzte der Moxa-behandlungen, die ich für Sie zusammengestellt habe. Sie können Sie anwenden, wenn Ihr Völlegefühl mit Kälteempfindungen einhergeht. Außerdem sollte Wärme Ihre Beschwerden lindern.

Wenn Sie Hitze-Zeichen wie Sodbrennen, Magenschleimhaut-Entzündung oder auch starken Durst an sich bemerken, verzichten Sie bitte auf die Moxabehandlung.

❶ Den ersten Punkt haben Sie schon mehrfach kennengelernt. Er befindet sich 8 cm senkrecht oberhalb Ihres Nabels.

❷ Auch den zweiten Punkt, den Sie nun bitte erhitzen, kennen Sie bereits gut. Es ist wieder der »Magen 36«, der auf dem Foto 2 (Seite 99) abgebildet ist. Sie finden ihn 6 cm senkrecht unterhalb Ihrer Kniescheibe, direkt außen neben der Außenseiten Ihres Schienbeins.

Schmerzen, die sich durch Wärme bessern

Bei allen Schmerzzuständen, die sich durch Wärme lindern lassen, können Sie die Moxa-Zigarre immer direkt über dem Schmerzgebiet ansetzen. Aber freilich nur dann, wenn sich dort nicht zum Beispiel eine offene Wunde, ein Hautausschlag oder ähnliches befindet.

Die »Moxabehandlung gegen Völlegefühl« ist die Alternative der Chinesischen Medizin zu dem bei uns verbreiteten »Magenbitter« – sie wirkt mindestens ebenso gut, aber ohne Alkohol ...

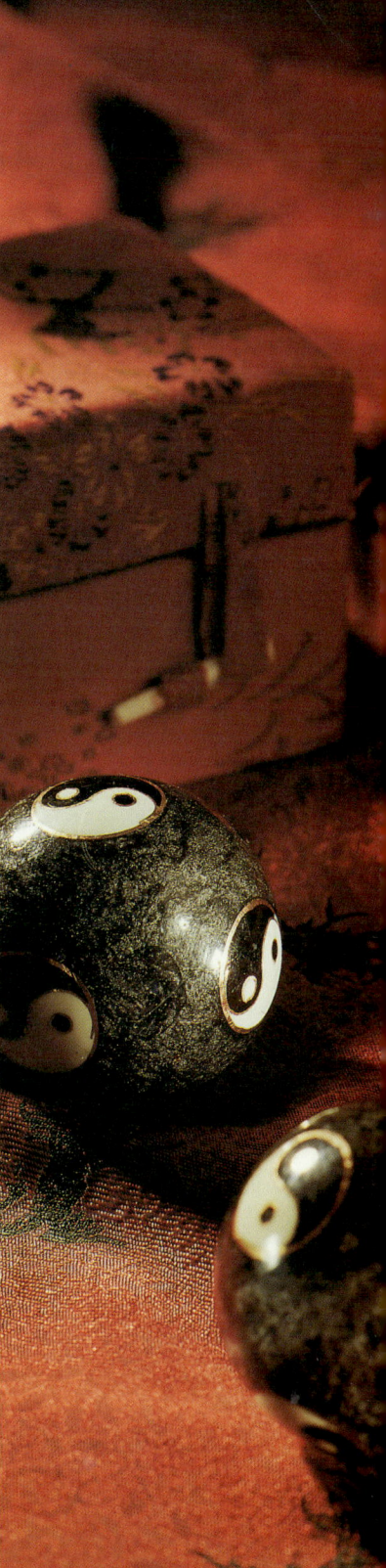

Sanfte Wege zu Ausgeglichenheit und Vitalität

Sehnen Sie sich auch
manchmal danach, die
Last des Alltags
abzuschütteln und
tiefen inneren Frieden
zu erlangen?
Chinesisches Qigong
und Meridiangymnastik
weisen uns den Weg
zurück zur eigenen
Mitte – dorthin, wo wir
als Kinder noch zu
Hause waren.

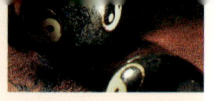

Qigong: Meditation in Ruhe und Bewegung

»Außen ist Ruhe, innen ist Bewegung« sagen die Chinesen, wenn sie vom sogenannten »stillen Qigong« sprechen: Der Körper ist äußerlich ruhig, aber innerlich lenken Vorstellungskraft und Atem den Fluß des Qi.
Bei Übungen in Bewegung ist es umgekehrt. Der Körper bewegt sich, aber die Vorstellungskraft konzentriert sich auf einen bestimmten Körperpunkt. So ist Qigong Atemübung, Bewegungsübung und Meditation in einem.

Lebenskraft im Gleichgewicht

Qigong ist nicht gleich Qigong. Es gibt Hunderte, vielleicht sogar Tausende verschiedener Übungsformen und viele Gründe, warum es ausgeübt wird: religiös-sprituell, im Rahmen einer Kampfkunst oder medizinisch. Doch besonders für das Qigong-Üben gilt, daß es nicht auf die Menge, sondern auf die Qualität ankommt. Mein Qigong-Meister Li Xiaoming (sprechen Sie »Schiauming«) hat mich eine Folge von nur zwei einzelnen Übungen aus dem medizinischen Qigong gelehrt. Ich will beide, eine stille Qigong-Übung und eine Übung in Bewegung, an Sie weitergeben. Wenn Sie sie regelmäßig und auf Dauer anwenden, können Sie große Ziele erreichen: innere Ausgeglichenheit, gesteigerte Leistungsfähigkeit sowie körperliche, seelische und geistige Gesundheit.

Das Qi zum Fließen bringen

Das Ziel medizinischer Qigong-Übungen ist es, den freien Fluß des Qi aufrechtzuerhalten oder wiederherzustellen. Sie erinnern sich: Eine Qi-Stauung führt zu Schmerzen, macht Sie müde und schlapp und verringert Ihre Leistungsfähigkeit. Die Qigong-Übungsteile »Stehen wie ein Pfahl« (Seite 113 ff.) und »Wecke das Qi« (Seite 116) stärken die feinstoffliche Lebenskraft im Körper und sorgen dafür, daß sie frei fließt. Probieren Sie es aus – die Wirkung wird mit der Zeit

Der amerikanische Autor Daniel Reid schreibt, daß die Maler im alten China regelmäßig Qigong übten, bevor sie zum Pinsel griffen – »um die Gedanken zum Schweigen zu bringen, das Herz zu beruhigen ... und den Geist zu konzentrieren«.

verblüffend sein. Ich bin sicher, daß ich Sie mit meiner Begeisterung anstecken kann, wenn Sie sich auf diese Übung einlassen. Oft gelingt es einem Patienten schon allein durch Qigong, bestimmte Beschwerden endgültig zum Verschwinden zu bringen und seine volle Leistungsfähigkeit wiederzuerlangen. Dann sollte er weiterüben, um den erreichten Zustand zu erhalten.

Atem und Körperbewußtsein

● Qigong beinhaltet meditative Atem- und Bewegungsübungen. Damit sind Qigong-Übungen mehr als nur Atemübungen und mehr als nur gymnastische Übungen.

● Beim Qigong konzentrieren Sie sich auf einen bestimmten Vorstellungsinhalt — Sie lenken Ihre Vorstellungskraft. Dies ist der meditative Aspekt. Deshalb ist Qigong auch mehr als nur eine Entspannungsmethode. Es ist ein Weg, den eigenen Körper meditativ wahrzunehmen und sich seiner bewußt zu werden.

So alt wie die Chinesische Medizin

Qigong-Übungen zählen zu den ältesten Heil- und Vorbeugungsmethoden der Chinesischen Medizin. Das Wort Qigong (sprechen Sie: »Tschi-gung«) ist dagegen erst rund 300 Jahre alt und seit 40 Jahren im alltäglichen Gebrauch. »Qi« heißt unter anderem Atem, »Gong« heißt Übung. »Qigong« bedeutet also wörtlich »Atemübung«.

Übungen mit Familientradition

Bereits im alten China gab es unzählige verschiedene Qigong-Übungsformen. Noch heute finden sich in vielen chinesischen Familien Traditionen, bei denen eine bestimmte Übungsform von Generation zu Generation weitergeben wird. Sie sind dann häufig nicht schriftlich festgehalten und nur in dieser Familie üblich.

Religiös-spirituelle Qigong-Übungen haben innerhalb der Traditionen und Rituale des Konfuzianismus, des Taoismus und des Buddhismus die Aufgabe, den Übenden auf seinem spirituell-geistigen Weg weiterzubringen. Im Zusammenhang mit den Kampfkünsten soll Qigong die Kräfte des

Vor 45 Jahren, kurz nach der kommunistischen Machtergreifung in China, errichtete ein TCM-Arzt die erste Klinik für Qigong. Er wählte den Begriff »Atemübung«, um den neuen Machthabern möglichst »ungefährlich« und unauffällig zu erscheinen.

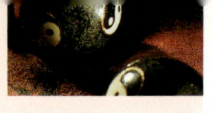
Geistes und des Körpers vereinigen und steigern. Im Medizinischen Qigong, das ich Ihnen auf den folgenden Seiten nahebringen möchte, haben Qigong-Übungen den Zweck, den Menschen gesund zu erhalten oder ihn von einer Krankheit zu heilen.

Medizinisches Qigong

All die verschiedenen Formen des Qigong sind sich sehr ähnlich. Letztendlich entscheidet nur der Übende, zu welchem Zweck und mit welcher Absicht er trainiert. Übt er Qigong um sich gesund zu erhalten, wie dies Tausende von Chinesen tagtäglich früh am Morgen in den öffentlichen Parks tun, so handelt es sich dabei um Medizinisches Qigong. Genauso gehört es zum Medizinischen Qigong, wenn Kranke in Kliniken oder für das Training zu Hause von TCM-Ärzten zu Übungen angeleitet werden.

Gerade in unserer Zeit, in der sich viele Zivilisations-Krankheiten und Befindlichkeitsstörungen immer weiter ausbreiten, kann Medizinisches Qigong Ihren Körper vorbeugend kräftigen und gegen schädliche Einflüsse wappnen.

Auch im Westen anerkannt

Derzeit sprießen Qigong-Kurse bei uns geradezu aus dem Boden: Volkshochschulen und private Lehrer bieten Kurse für jedermann an. Die Krankenkassen zahlen bei den Kursgebühren zu – oder bieten gar selbst Qigong-Kurse an: Fragen Sie bei Ihrer zuständigen Geschäftsstelle nach. Der vorbeugende und heilende Wert von Qigong-Übungen ist nun anerkannt. Wenn Sie also gesund sind, können Sie sofort einen Kurs in Ihrer Nähe besuchen. Ich bin mir sicher, daß auch Ihnen Qigong sehr viel Spaß und Nutzen bringen wird und daß Sie noch intensiver einsteigen wollen!

Bei Krankheit: TCM-Arzt stellt Übungen zusammen

Wenn Sie jedoch ernste oder anhaltende Beschwerden haben, sollten Sie zusätzlich zu Ihren Qigong-Übungen unbedingt einen erfahrenen TCM-Arzt oder -Therapeuten aufsuchen: Er kann Ihnen entsprechend Ihrer chinesischen Diagnose ein persönliches Übungsprogramm zusammenstellen und es Ihnen beibringen.

Ausbildung in Qigong

In Deutschland praktizieren mittlerweile einige erfahrene chinesische Qigong-Meister. Zwei entsprechende Adressen finden Sie auf Seite 155. Diese beiden genannten Meister bieten Qigong-Ausbildungen an. Falls Sie an einem solchen Kurs erfolgreich teilnehmen, können Sie anschließend selbst Qigong unterrichten. Manche Qigong-Meister bilden einige Schüler sogar so weit aus, daß diese dann selbst einen Unterricht für Qigong-Trainer leiten können.

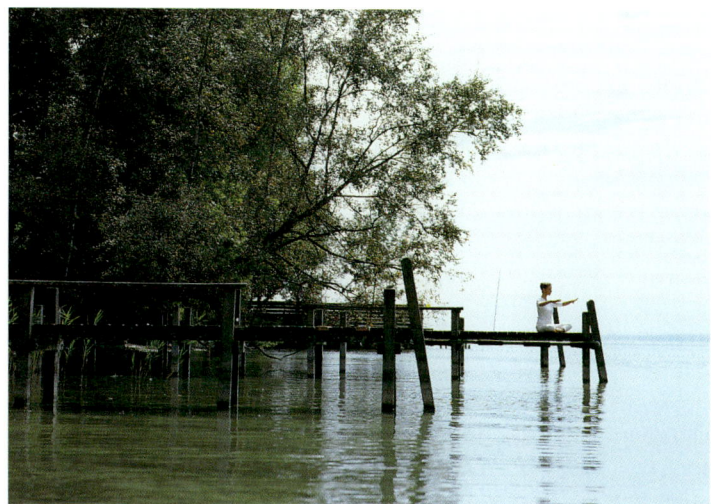

Einssein mit dem Kosmos: Üben Sie Qigong an einem stillen Ort zu Hause oder in der freien Natur.

So machen Sie es richtig

Im folgenden werde ich Ihnen nun genau erklären, wie Sie selbständig Qigong üben können. Es würde mich nicht wundern, wenn Sie schon nach kurzer Zeit deutliche Veränderungen an sich spüren würden. Das kann eine gesteigerte Leistungsfähigkeit sein, eine größere innere Gelassenheit oder auch die Fähigkeit, sich tiefer zu entspannen als bisher. Beschwerden aller Art können sich bessern oder ganz verschwinden.

In dem nun folgenden Kasten auf Seite 108 beschreibe ich, wie Sie diese Übungen jeweils am besten ausführen und worauf Sie auch bei der Qigong-Übung ab Seite 112 achten sollten. Ich habe bereits erwähnt, daß es beim Qigong Varianten in Ruhe und in Bewegung gibt.

Im Medizinischen Qigong werden auch manchmal die sogenannten »Heilenden Laute« eingesetzt. Dabei sprechen Sie während der Übung bestimmte Laute mit besonderen Wirkungen aus. In dem Buch »Das Stille Qigong« von Ulli Olvedi (Seite 154) können Sie mehr über diese Methode nachlesen.

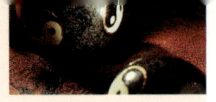

Übungen in Ruhe und in Bewegung

● Bei den Übungen in Ruhe halten Sie ihren Körper möglichst ruhig, das heißt, Sie führen keine Bewegungen aus. Konzentrieren Sie Ihre Vorstellungskraft dafür ganz bewußt auf das Fließen des Qi.
● Die Übungen in Bewegung versuchen Sie bitte möglichst fließend und unverkrampft auszuführen. Ihre Konzentration halten Sie dabei, so gut es geht, auf einen festen Punkt in Ihrem Körper konzentriert.
● Die Qigong-Übung, die ich Ihnen ab Seite 112 zeige, besteht aus einem ersten Teil in Ruhe und gleich anschließend aus einem zweiten in Bewegung. Bei dieser Übung, wie überhaupt beim Qigong, können Sie gut erkennen, wie sich Yin und Yang gegenseitig ergänzen: Wenn Ihr Körper äußerlich ruhig ist, ist Ihr Geist innerlich in Bewegung und umgekehrt.

Sie können sogar im Liegen üben

Die meisten Qigong-Übungen, vor allem die in Ruhe, können Sie im Stehen, Sitzen oder sogar im Liegen ausführen. Gerade für ältere oder kranke Menschen können die Varianten im Sitzen oder Liegen hilfreich sein.

Das Üben mit Qigong-Kugeln verhilft zu Ausgeglichenheit und stärkt den ganzen Körper.

Verschiedene Atemtechniken

In der Qigong-Literatur finden Sie mehrere verschiedene Atemtechniken beschrieben, die je nach Übung eingesetzt werden und danach, wieviel Erfahrung der Übende bereits im Qigong hat: Da ist die Rede von »Bauchatmung«, »paradoxer Atmung«, »Mundatmung« oder »Windgeräuschatmung«, um nur einige zu nennen. Für die hier beschriebene Übung genügt es, wenn Sie normal und entspannt durch die Nase atmen.

Chinesische Gesundheits-Kugeln

Eine weitere Variante innerhalb des Qigong bieten die chinesischen Gesundheitskugeln. Sie kennen sie vermutlich eher unter dem Namen »Qigong-Kugeln«. Damit sie ihre Heilwirkung entfalten, müssen Sie diese Kugeln in Ihren Händen rollen. Dabei wird die Handfläche als besonderes Gebiet, als Reflexzone (Seite 80), angeregt.

Die geeignete Übungszeit

Für viele Qigong-Übungen ist genau die jeweilige Tageszeit vorgeschrieben, zu der sie ausgeführt werden sollten. Das Qi fließt nämlich in einem bestimmten Rhythmus und in einer bestimmten Reihenfolge durch den Körper. Das bedeutet, daß die Lebensenergie zu einer bestimmten Uhrzeit in einem bestimmten Funktionskreis ihren Höhepunkt hat.

Manchmal auch nachts

Dieser Umstand läßt sich nutzen, um die jeweils beste Übungszeit für bestimmte Beschwerden festzulegen. In der Praxis kann man das allerdings oft nicht vollständig umsetzen. Denn wer kann es auf Dauer schon durchhalten, jede Nacht um zwei Uhr aufzustehen, um zum Beispiel das Qi der Leber möglichst gut anzuregen?
Eine weitere Möglichkeit, die richtige Zeit auszuwählen, bietet die Theorie von Yin und Yang. Sie wissen bereits von Seite 29, daß die Zeit des höchsten Yin die Mitternacht und die Zeit des höchsten Yang der Mittag ist. Sie sollten also bei vorliegendem Yin-Mangel vorzugsweise um Mitternacht üben, bei vorliegendem Yang-Mangel am Mittag. Diese Zeiten sind, so meine ich, für viele Menschen durchaus noch annehmbar.

Am besten morgens und abends

Doch keine Angst – Sie können auch Ihre Übungszeit in Ihren normalen Tagesablauf einpassen. Denn Qigong eignet sich gleichermaßen hervorragend, um morgens in Schwung zu kommen, als auch, um sich abends vor dem Schlafengehen zu entspannen. Wählen Sie nach Ihren individuellen Bedürfnissen aus: Wenn Sie morgens schwer aus den Federn kommen, üben Sie am besten morgens. Wenn Sie dagegen abends schlecht einschlafen können oder insgesamt schlecht schlafen, besser abends. Es spricht übrigens auch nichts dagegen, sowohl morgens als auch abends zu üben ...
Nach meiner Erfahrung ist eine weitere Übungszeit besonders angenehm: der Übergang vom Arbeitstag zum Feierabend. So gelingt es mir, nach einem stressigen Tag abzuschalten – probieren Sie es aus, vielleicht hilft es auch Ihnen.

Wenn Ihnen Mitternacht zum Üben zu spät ist, versuchen Sie, zeitlich möglichst nahe daran heranzukommen. Denn das Yin wächst ja stetig an, nicht plötzlich. Eine »Yin-Übung« nachts um 23 Uhr wirkt also stärker, als dieselbe Übung um 20 Uhr abends.

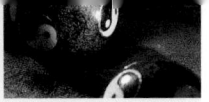

Einstimmung auf den Feierabend

Wenn ich nach einem anstrengenden Arbeitstag nach Hause komme, nehme ich zuerst eine Dusche und stelle mir vor, wie ich die unangenehmen und stressigen Erlebnisse des vergangenen Tages von mir »abwasche«, aber alle schönen Seiten bei mir behalte. Danach mache ich meine Qigong-Übung (Seite 112) – versuchen Sie es, vor allem wenn Sie jemand sind, der seine beruflichen Probleme auch abends mit sich herumträgt und so seinen Feierabend nicht voll genießen kann. Dieses Ritual wirkt wie ein Trennungstrich unter den Alltag.

Wo, wie und wie lange?

Anfangs sollten Sie darauf achten, an einem Ort zu üben, an dem Sie ungestört sind. Bitten Sie Ihre Familie, während dieser Zeit auf Sie Rücksicht zu nehmen und Sie nicht zu stören: Auch nicht wegen eines Telefonanrufs oder eines Besuchs. – Schließlich kann jeder auch einmal eine halbe Stunde warten. Später, wenn Sie einige Routine haben, werden Sie vor allem die Übungen in Ruhe überall durchführen können. Selbst in der lautesten Bahnhofshalle werden Sie sich konzentrieren und abschalten können. Solche Übungen zwischendurch, auch wenn sie nur kurz dauern, sind oft sehr nützlich für Ihr Wohlbefinden. Sie werden sie bald nicht mehr missen wollen.

Wenn Sie Haustiere haben, achten Sie darauf, daß sie sich während Ihrer Qigong-Übungen nicht im selben Zimmer aufhalten. Manche der lieben Vierbeiner machen nämlich genau dann »Randale« oder wollen genau dann kuscheln, wenn Sie sich konzentrieren wollen.

Was sonst noch wichtig ist

In dieser Übersicht habe ich zusammengefaßt, auf was Sie beim Qigong noch achten sollten:

Kleidung, Essen und Trinken

● Die Kleidung, die Sie während der Übungen tragen, sollte vor allem bequem sein: Enge Gürtel oder Krawatten, beengende Hosen und so weiter sind nicht geeignet. Schmuckstücke sollten Sie vor Beginn ablegen. Und nehmen Sie bitte vor allem Ihre Uhr ab — nicht nur, weil Sie beengt, sondern auch, weil Sie ein Symbol des Zeitdruckes ist!

● 30 Minuten vor und nach den Übungen sollten Sie weder essen noch trinken, sonst wird es Ihnen möglicherweise schlecht.

Dauer

● Qigong können Sie praktisch unbegrenzt lange durchführen. Es empfiehlt sich aber, daß Sie mit 20 Minuten, vielleicht zweimal 20 Minuten pro Tag beginnen und dann steigern bis auf zweimal 40 Minuten pro Tag.

● Aus eigener Erfahrung weiß ich, daß es Zeiten gibt, in denen der Eifer nachläßt. Dann packt es einen wieder, und man übt wieder regelmäßig. Also seien Sie nicht enttäuscht, wenn Sie einmal ein Übungstief haben sollten. Versuchen Sie einfach, sich neu zu motivieren, indem Sie zum Beispiel daran denken, wie wohlig und entspannt Sie sich danach fühlen.

Der richtige Abschluß

● Als Abschluß einer Übungseinheit machen Sie am besten die Fitneß-Massage, die Sie auf den Innenseiten des hinteren Buchumschlags finden. Die Qigong-Übung hat Ihnen Qi zugeführt und damit Ihren »Vorratsspeicher« wieder gefüllt. Die abschließende Massage bringt Ihr Qi nun zum Fließen. Sie bildet den Übergang vom Qigong zurück zum Alltag.

Anfangsfehler und wie man sie vermeidet

● Oft begehen Einsteiger den Fehler, sich zu stark auf den jeweiligen Vorstellungsinhalt zu konzentrieren — und verkrampfen sich dabei. Doch es ist anfangs ganz normal, daß Sie durch Gedanken und Geräusche aus Ihrer Umgebung immer wieder abgelenkt werden. Mein Tip: Bemerken Sie einfach nur, daß Sie in Ihrer Konzentration abgewichen sind und tadeln Sie sich nicht dafür. Kehren Sie dann möglichst ungezwungen mit Ihrer Aufmerksamkeit wieder zurück.

● Reden Sie sich nicht ein, eine Übungssitzung, in der es Ihnen nicht gelungen ist, sich dauerhaft zu konzentrieren, sei ohne Wirkung. Oft sind gerade diese Sitzungen wertvoll, weil dort viele unbewußte Gedanken »hochkommen« — und Ihnen damit bewußt werden.

● Hüten Sie sich vor allem anfangs vor übertriebenen Erwartungen an den Meditationszustand, in dem Sie sich im Laufe der Qigong-Übung befinden: Sie müssen keinesfalls irgendwelche besonderen Visionen erleben. Natürlich ist der meditative Qigong-Zustand ein besonderer Bewußtseinszustand. Aber er ist nichts völlig Außergewöhnliches — jeder kann ihn erreichen.

Bitte lassen Sie sich von der langen Übungsdauer, die ich empfehle, nicht abschrecken. Natürlich können Sie auch kürzer üben, wenn Sie wenig Zeit haben. Üben Sie lieber kürzer, aber dafür regelmäßig. Auch so werden Sie ein gutes Ergebnis erzielen.

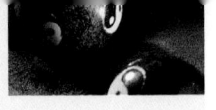
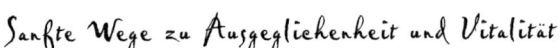

Qigong-Übung für jeden Tag

Die Qigong-Übung, die ich nun beschreiben werde, besteht aus zwei Teilen – einem ersten »in Bewegung« und einem zweiten, »stillen« Teil. Der erste Übungs-Abschnitt heißt »Stehen wie ein Pfahl«, der zweite »Wecke das Qi«. Beide Teile gehören zusammen und sollten deshalb immer gemeinsam durchgeführt werden. Ich habe diese Übung direkt vom chinesischen Qigong-Meister Li Xiaoming gelernt.

Die Übungsanweisungen können Sie auswendig lernen, oder Sie sprechen sie sich auf Band. Wenn Sie ein Band besprechen, lassen Sie aber bitte genügend Zeit zwischen den Anweisungen für die einzelnen Übungsteile. Denn Sie müssen sich jeweils in Ruhe auf bestimmte Körperpunkte konzentrieren.

Damit Sie die folgende Übung richtig durchführen können, müssen Sie drei wichtige Körperstellen genau kennen:

Wenn Sie regelmäßig und dauerhaft üben, werden Sie bald einen positiven Effekt spüren. Ihre Beschwerden bessern sich oder verschwinden ganz, Ihre Leistungsfähigkeit steigert sich, Sie werden zufriedener und selbstbewußter.

Dantian, Baihui und Yongquan

● »Dantian« (sprechen Sie »Dantiän«): Dieser wichtige Bereich liegt ungefähr zwei Finger breit unterhalb Ihres Nabels. Allerdings befindet er sich nicht auf Ihrer Hautoberfläche, sondern etwa zwei Finger breit innerhalb Ihres Körpers. Überfordern Sie aber nun bitte Ihr Vorstellungsvermögen nicht. Versuchen Sie einfach, sich locker auf diese Stelle zu konzentrieren. Ihr Körper wird Sie dann von selbst zum richtigen Ort führen.

● »Baihui«: Diese Stelle haben Sie bereits bei der Massage auf Seite 85 (Foto 1) kennengelernt — allerdings nicht mit Namen. Es ist ein wichtiger Akupunkturpunkt am Kopf, und zwar genau der Scheitelpunkt, also der höchste Punkt auf Ihrem Kopf, wenn Sie gerade nach vorne schauen. Er befindet sich nicht genau in der Mitte der Scheitel-Achse, sondern etwa eine Fingerkuppe dahinter.

● »Yongquan« (sprechen Sie »Jongtschüän«): Der Akupunkturpunkt Yongquan liegt auf Ihrer Fußsohle. Stellen Sie sich bitte vor, Ihre Fußsohle wäre quer in drei gleiche Abschnitte unterteilt. Yongquan liegt am Übergang vom mittleren zum vorderen Drittel, in der Mitte zwischen beiden Seiten.

Stehen wie ein Pfahl

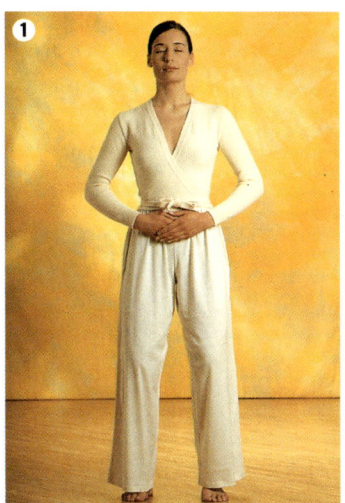

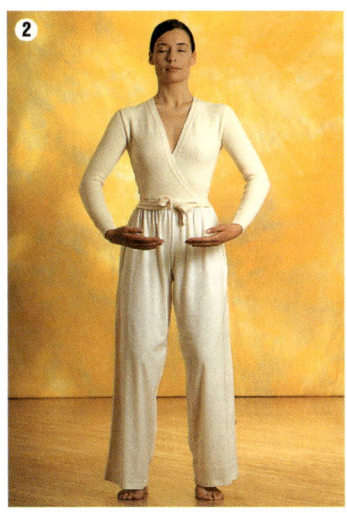

1 Wenn Sie noch nie oder noch nicht lange Qigong geübt haben, sollten Sie diese Ausgangsstellung einnehmen:
Stehen Sie entspannt, die Beine schulterbreit auseinander — Füsse gerade nach vorne gerichtet und parallel. Achten Sie bitte darauf, daß Ihre Knie nie ganz durchgestreckt, sondern leicht gebeugt sind. Auf diese Weise kippt der untere Teil Ihres Beckens etwas nach vorne, und das Hohlkreuz, in dem wir meist stehen, verschwindet. Am besten stellen Sie sich vor, Sie wollten sich gerade auf einen Barhocker setzen.
Legen nun über dem Dantian Ihre Hände auf Ihren Bauch.

Frauen legen bitte die linke über die rechte, Männer die rechte über die linke Hand. Diese Handhaltung erleichtert es Ihnen am Anfang, sich auf das Dantian zu konzentrieren.
2 Die zweite Ausgangsstellung, die Sie auf dem Foto rechts sehen, unterscheidet sich von der ersten nur in der Haltung der Arme und Hände. Halten Sie Ihre Arme und Hände so, als stünden Sie bis zur Hüfte im Wasser und als lägen Ihre Hände von seitlich-unten auf einem großen Ball, der vor Ihnen auf dem Wasser schwimmt. Durch diese Haltung werden die Achseln frei und das Qi kann dort besser fließen. Auch zwischen Armen und

In Klammern gebe ich Ihnen die ungefähre Zeit für den jeweiligen Übungsteil an, so daß am Anfang die Gesamtübungszeit ohne die Selbstmassage 20 Minuten beträgt. Sie können die angegebenen Zeiten aber natürlich auch leicht variieren.

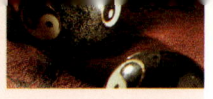

Händen staut es sich so nicht, da die Handgelenke nicht abgeknickt sind.

3 Schließen Sie nun Ihre Augen und beginnen Sie mit dem Übungsteil in Ruhe. Entspannen Sie sich, indem Sie Ihrer Atmung nachspüren. Fühlen Sie einfach nur, wie Sie einatmen und wieder ausatmen. Verändern Sie Ihre Atmung nicht, beobachten Sie sie nur (eine Minute).

4 Spüren Sie nun, wie Sie Ihren Körper halten: Wie sich Ihr Gesicht anfühlt …, Ihr Kopf …, Ihr Nacken …, Ihre Schultern …, Rücken …, Gesäß …, Beine …, Füße …
Wenn Sie irgendwo in Ihrem Körper eine Verspannung spüren, lassen Sie diese Verspannung beim Ausatmen willentlich los. Konzentrieren Sie beim Ausatmen Ihre Vorstellungskraft auf das Wort: »Loslassen« (zwei Minuten).

5 Lenken Sie nun Ihre Aufmerksamkeit auf das Dantian in Ihrem Bauch. Vielleicht können Sie bereits spüren, wie sich dadurch das Qi im Dantian sammelt — vielleicht müssen Sie auch erst eine ganze Weile üben, bis Sie es spüren. Dem Erfolg der Übung tut dies keinen Abbruch. Konzentrieren Sie Ihre Vorstellungskraft auf den Satz: »Das Qi sammelt sich im Dantian« (vier Minuten).

6 Konzentrieren Sie nun Ihre Aufmerksamkeit auf den Punkt Baihui ganz oben auf Ihrem Kopf. Stellen Sie sich vor, wie durch diesen Punkt die Yang-Energie des Himmels in Ihren Körper einströmt und sich im Dantian sammelt. Konzentrieren Sie Ihre Vorstellungskraft auf den Satz: »Die Yang-Energie des Himmels sammelt sich im Dantian« (vier Minuten).

7 Denken Sie anschließend intensiv an den Punkt Yongquan auf Ihrer Fußsohle. Spüren Sie, wie durch ihn die Yin-Energie der Erde in Ihren Körper fließt und sich im Dantian sammelt.
Konzentrieren Sie sich bitte auf den Satz: »Die Yin-Energie der Erde sammelt sich im Dantian« (vier Minuten).

8 Beobachten Sie nun, am Ende der Übung, wie Sie atmen. Können Sie einen Unterschied zu vorher feststellen? Versuchen Sie, sich genau zu merken, wie Sie jetzt, im Qigong-Zustand, atmen. Mit der Zeit werden Sie dann diesen Atemzustand und die damit verbundene Entspannung in Ihren Alltag mit hinübernehmen können. Mit einiger Übung können Sie ihn dann »abrufen«, wann immer Streß und Unruhe Ihnen zusetzen (eine Minute).

9 Beobachten Sie nun auch,

Wie der Name schon sagt, sollten Sie »Stehen wie ein Pfahl« im Stehen üben. Sie können aber auch diese Übung notfalls im Sitzen oder Liegen durchführen — wenn Sie krank sind, oder wenn es Ihnen anfangs während des Übens im Stehen schwindlig wird.

wie sich Ihr ganzer Körper anfühlt – gehen Sie ihn von oben nach unten durch: Ihr Gesicht ..., Ihr Kopf ..., Ihr Nacken ..., Ihre Schultern ..., Ihr Rücken ..., Ihr Gesäß ..., Ihre Beine ... und Ihre Füße. Merken Sie sich auch hier, wie Sie Ihren Körper im Qigong-Zustand halten (eine Minute).

⑩ Versuchen Sie zum Abschluß des Übungsteils »Stehen wie ein Pfahl« zu spüren, wie sich Ihr Unterkörper ganz fest und stabil anfühlt. Ganz so, als ob Sie über starke Wurzeln, die von Ihren Fußsohlen ausgehen, tief im Boden verankert wären. Vielleicht fühlt sich Ihr Oberkörper umgekehrt ganz leicht und frei – und trotzdem »gehalten« an. So, als wäre Ihr Kopf mit einem Faden am Himmel befestigt (eine Minute). Lenken Sie schließlich Ihre Aufmerksamkeit wieder behutsam zurück in den Raum, in dem Sie üben. Öffnen Sie ganz langsam Ihre Augen.

Sie können den Übungsteil »Stehen wie ein Pfahl« auch nach Ihren Bedürfnissen variieren, wenn Sie möchten: Falls Sie Schmerzen oder andere Beschwerden an einer bestimmten Körperstelle haben, können Sie Ihre Vorstellungskraft auch dorthin lenken, anstatt auf Dantian. Dann kann sich das Qi dort sammeln und entspannend und heilend wirken. Schließen Sie nun den zweiten Übungsteil an: »Wecke das Qi«, eine Übung in Bewegung.

Wenn Sie Ihren Körper im Geist durchwandern, können Sie sich natürlich auch auf weitere Körperstellen konzentrieren, die ich nicht angegeben habe. Richten Sie sich dabei nach Ihren persönlichen Bedürfnissen. Und lassen Sie sich von Ihrem Gespür leiten.

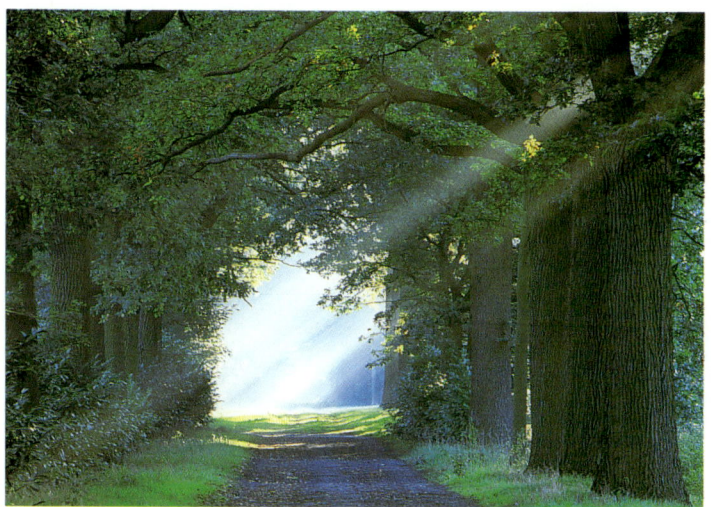

Im Licht und doch fest verwurzelt zu sein ist unsere Sehnsucht.

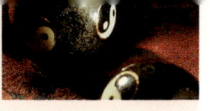

Wecke das Qi

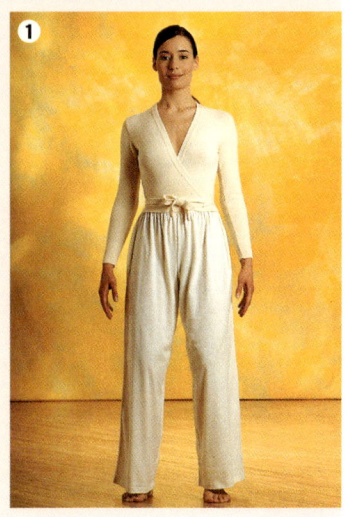

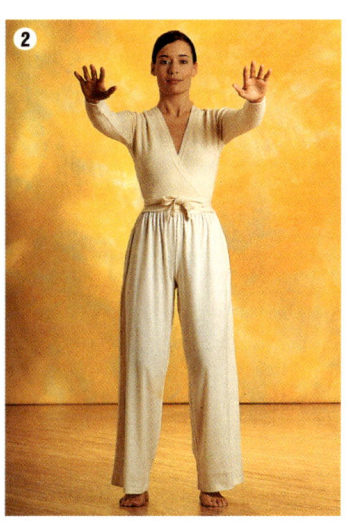

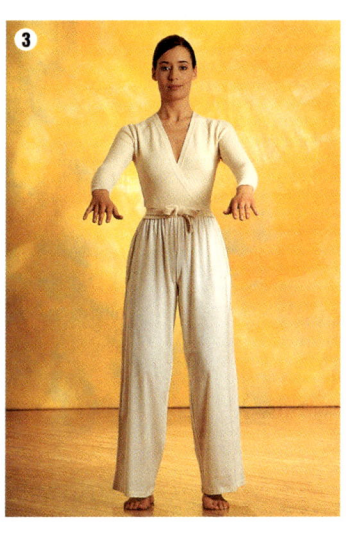

Versuchen Sie, die Bewegungen bewußt fließend und leicht auszuführen. Stellen Sie sich dabei eine Welle vor, die Ihre Arme und Hände begleitet: Auf ... und ab ..., auf ... und ab ... Wo die Bewegung stockt, dort staut sich das Qi.

❶ Stehen Sie entpannt, wie bei der Ausgangsposition zum Teil 1 der Qigong-Übung: Ihre Füße sind parallel und schulterbreit auseinander. Die Knie halten Sie leicht gebeugt. Ihre Arme hängen seitlich herab.

❷ Heben Sie nun mit dem Einatmen Ihre Arme vor den Körper bis in Schulterhöhe. Halten Sie die Arme dabei gestreckt und parallel in Schulterbreite auseinander — die Hände hängen anfangs locker nach unten. Strecken Sie sich gleichzeitig in den Kniegelenken, so daß insgesamt eine Aufwärtsbewegung entsteht.
Allerdings sollten Sie die Knie auch jetzt nicht ganz durchdrücken. Wenn Sie am höchsten Punkt angelangt sind, kippen Sie die Hände im Gelenk nach oben, bis die Handflächen von Ihnen wegzeigen.

❸ Beim Ausatmen senken Sie die Arme wieder bis in Beckenhöhe. Beugen Sie gleichzeitig die Knie wieder etwas mehr. Unten angekommen, kippen Ihre Hände wieder langsam Richtung Boden. Beginnen Sie dann die Übung bei 2 nochmals von vorne.
Machen Sie die Übungsteile 1–3 etwa zwei Minuten lang. Abschließend führen Sie bitte die Fitneß-Massage (Seite 84) durch. Konzentrieren Sie sich während der Massage entspannt darauf, daß Sie Ihr Qi zum Fließen bringen wollen.

Atem und Körperhaltung

Noch ein Wort zu meiner Anregung, daß Sie sich am besten genau merken sollten, wie Sie im Qigong-Zustand atmen und Ihren Körper halten. Sowohl unsere Atmung als auch unsere Körperhaltung sind willentlich beeinflußbar. Trotzdem ist es leider meist so, daß beides unbewußt von unserer seelischen Lage bestimmt wird.

Probieren Sie es einmal aus: Wenn Sie sich das nächste Mal stark unter Streß fühlen, spüren Sie einmal in sich nach. Ist es nicht vielleicht so, daß Sie oberflächlich atmen und Ihren Körper verkrampft halten? Wenn Sie regelmäßig Qigong geübt haben, können Sie in einer solchen Situation willentlich so atmen und Ihren Körper so halten wie im Qigong-Zustand (Seite 114). Sie werden dann sofort merken, wie der Streß von Ihnen abfällt und Ihre Stimmung ausgeglichener und gelassener wird. Denn es ist keineswegs nur so, daß unsere Stimmung Körperhaltung und Atmung beeinflußt. Auch umgekehrt kann eine bewußt veränderte Körperhaltung zurückwirken auf unsere Gefühle.

Je länger Sie üben, desto bewußter wird Ihnen der Qigong-Zustand und desto beliebiger können Sie ihn aus Ihrer Erinnerung willentlich abrufen. Versuchen Sie es – es lohnt sich!

Erinnern Sie sich an die Therapiehindernisse, die ich in den Marginalien auf den Seiten 59 und 100 beschrieben habe? Dazu zählen alle dauernden schweren Belastungen, zum Beispiel durch Umweltgifte, Schäden an Knochen und Gelenken, elektromagnetische Felder oder unbemerkte Entzündungen. Man muß sie erst beseitigen, bevor Qigong wirken kann – entweder, indem man die Störfaktoren entfernt, eine Behandlung einleitet oder sogar umzieht.

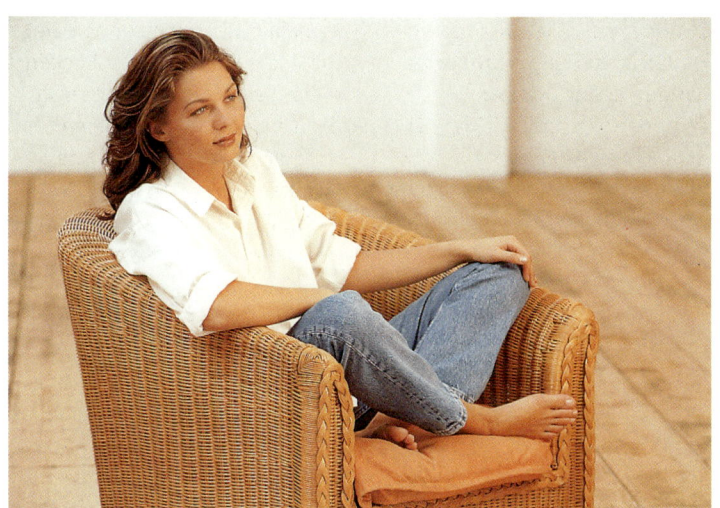

Oft hilft schon eine entspannte Sitzhaltung, Streß abzubauen.

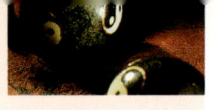

Meridiangymnastik: Balsam für Ihre Muskeln

Viele andauernde Schmerzen entstehen durch verspannte Muskeln. Mit Hilfe der Meridiangymnastik lernen Sie, auf einfache Weise verkrampfte Muskeln wieder zu lockern und zu entspannen. Oder vorzubeugen, damit Verspannungen erst gar nicht entstehen. Lassen Sie sich aber von dem Begriff »Gymnastik« nicht täuschen. Denn hier geht es nicht um Bewegungen, sondern um die sanfte Anspannung und anschließende Dehnung des jeweiligen Muskels.

Jetzt einmal ganz locker!

Solche Verspannungspunkte kennt seit einiger Zeit auch die moderne westliche Medizin. Dort heißen sie »Triggerpunkte«. Den Chinesen sind diese Zusammenhänge schon längst bekannt: Es sind die Akupunkturpunkte.

Die meisten Dauerschmerzen, die mit TCM-Verfahren behandelt werden, sind Schmerzen aufgrund von Muskelverspannungen. Schmerzen bereitet in einem solchen Fall nicht nur der Muskel selbst, sondern außerdem alle Bindegewebe, die mit ihm zusammenarbeiten: also Sehnen, Bänder, Gelenkkapseln und Muskelbeutel. Die betroffenen Gewebe strahlen den Schmerz dann entweder in nahegelegene Körperbereiche aus oder sie »übertragen« ihn in ein weiter entfernt liegendes Gebiet. Mit Hilfe der Meridiangymnastik können Sie solche Verspannungen lockern.

Häufiges Schmerzgebiet: der Schultergürtel

Ein gutes Beispiel hierfür ist der sogenannte »Trapezmuskel«, der unter anderem dafür sorgt, daß Ihre Schulter sich heben kann. Sie kennen ihn bereits aus der Gesundheits-Massage (Seite 87). Fast jeder moderne Mensch spürt dort Verspannungen. Suchen Sie ihn einfach mit Ihrer Hand auf der gegenüberliegenden Seite Ihres Körpers, am Übergang vom Nacken zur Schulter. Ungefähr in der Mitte des dort liegenden Muskelstrangs werden Sie auf einen druckschmerzhaften Punkt stoßen: Vielleicht strahlt er sogar Schmerzen aus. In der TCM entspricht das Gebiet, in das dieser Muskel Schmerzen ausstrahlt beziehungsweise überträgt, genau dem Verlauf des Gallenblasen-Meridians.

Verspannungen pflanzen sich fort

Bitte erinnern Sie sich an die Meridiantheorie von Seite 50 – die Tatsache, daß in unserem Körper alles mit allem vernetzt ist, hat nämlich für die Meridiangymnastik besondere Bedeutung. Denn auch Muskeln kann man laut TCM nicht einzeln und getrennt voneinander untersuchen oder behandeln. Denn sie werden von Nerven gesteuert, und diese Nerven sind wiederum miteinander verbunden. So entstehen ganze Muskelfunktionsketten, in denen einzelne Muskeln mit anderen in engem Kontakt stehen. Die Chinesen haben schon vor Jahrtausenden diese Zusammenhänge beobachtet. Im Grunde entsprechen die Meridiane den neurophysiologischen Abläufen in den Muskelfunktionsketten.

Auch Verspannungen pflanzen sich entlang dieser Muskelfunktionsketten fort, die von Ihrem Kopf bis zu Ihren Füßen reichen. Das bedeutet, wenn Sie zum Beispiel Ihre Fußmuskeln durch falsches Schuhwerk verspannen, so kann sich diese Verspannung bis nach oben in Ihre Kaumuskulatur fortsetzen!

Umgekehrt können Ihnen verspannte Kaumuskeln verkrampfte Nacken-, Schulter-, Rücken-, Becken- oder sogar Beinmuskeln »bescheren«. Auch dort sind dann meist Schmerzen die Folge.

Warum tut der Muskel weh?

Die Ursachen für solche Muskelverspannungen sind vielfältig: Unfälle, Überanstrengung, Körperfehlhaltungen (oft am Arbeitsplatz), emotionaler Streß, Funktionsstörungen innerer Organe und so weiter. Durch solche Einflüsse ensteht ein Ungleichgewicht in der Arbeit des Muskels, er wird steif, seine Beweglichkeit schränkt sich ein und schließlich beginnen die Schmerzen.

Entspannung heilt

Was könnte in einem solchen Fall ein Arzt tun? Ganz einfach: Die Muskelverspannungen auflösen, den verspannten und dadurch verkürzten Muskel entspannen, also länger machen. Die Möglichkeiten dafür sind vielfältig: Sie reichen von Spritzen in die betroffenen Punkte über Massagen und andere Anwendungen bis hin zur Akupunktur.

Mit Hilfe der Meridiangymnastik können Sie, wenn Sie betroffen sind, selbst etwas tun. Sie können mit dieser Methode Ihre Muskeln entspannen, also länger machen. Die dafür geeigneten Übungen beschreibe ich ab Seite 123. Vielleicht

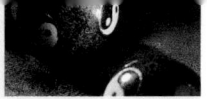

kennen Sie die eine oder andere Übung bereits aus einem westlichen Verfahren wie dem »Stretching«: Es ist nur zu begrüßen, daß die moderne Sportmedizin dieselben Ideen entwickelt hat wie die TCM.

Wofür sich Meridiangymnastik eignet

Bitte lesen Sie folgende Übersicht besonders sorgfältig: Sie können dann nämlich beurteilen, ob es für Sie sinnvoll ist, die Meridiangymnastik – gegebenenfalls neben anderen therapeutischen Maßnahmen – durchzuführen.

Meridiangymnastik: ja oder nein?

Meridiangymnastik kann Ihnen helfen, wenn ...
● Sie gelegentlich durch Verspannungen im Kopf- und Nackenbereich oder auch an anderen Körperstellen geplagt werden;
● Sie selbst etwas gegen diese Schmerzen unternehmen wollen;
● Sie etwas »steif« geworden sind und ihre Beweglichkeit wieder zurückerlangen möchten;
● Sie einfach nur ergänzend zu sportlicher Betätigung Ihre Körpermuskulatur weich und geschmeidig halten wollen.

Vermeiden Sie Meridiangymnastik, wenn ...
● Sie sich gerade eine Sehnen-, Muskel- oder Gelenkverletzung zugezogen haben;
● Ihre Gelenke übermäßig beweglich sind.

Denken Sie bitte auch bei der Meridiangymnastik daran: länger anhaltende oder heftige, plötzliche Schmerzen können Zeichen einer ernsten Erkrankung sein. Sie sollten in diesem Fall unbedingt einen Arzt aufsuchen. Sie können, wenn er einverstanden ist, die Behandlung dann durch TCM zu Hause unterstützen.

Das müssen Sie beim Üben beachten

Wenn Sie mit dem Üben beginnen, sollten Sie folgende Punkte beachten: Damit Sie Ihre Muskeln möglichst gut dehnen können, müssen sie warm sein. Sorgen Sie also dafür, daß der Raum, in dem Sie üben, warm ist oder daß Sie warme und trotzdem bequeme Kleidung tragen. Besonders gut läßt sich die Meridiangymnastik vor oder nach einem warmen Bad durchführen: Vorher lockert das heiße Wasser Ihre Muskeln schon etwas. Nachher sorgt es dafür, daß die durch das Üben freigesetzten Schlackenstoffe aus dem Muskel schneller wieder abtransportiert werden – so vermeiden Sie einen Muskelkater!

Kein Kreislauftraining

Verwechseln Sie die Meridiangymnastik bitte nicht mit einem Kreislauftraining. Sie sollen dabei keinesfalls außer Atem kommen, sondern immer ruhig und entspannt bleiben. Daß Sie möglicherweise leicht ins Schwitzen kommen, ist normal. Aber machen Sie zwischen den Übungen immer genügend lange Pausen. Es soll nie anstrengend werden. Außerdem dürfen Sie während der Meridiangymnastik keine Schmerzen in Ihren Gelenken oder in Ihren Gelenkkapseln und -bändern spüren. – Brechen Sie bitte sofort ab, falls dies doch einmal geschieht, und gehen Sie dann am besten gleich zum Arzt. Normal hingegen ist das ziehende und spannende Dehnungsgefühl in der Muskulatur und in den Sehnen, das Sie während der Dehnungsphase der jeweiligen Übung wahrnehmen werden.

Der Ablauf einer Übung

Die Trainingsprogramme für die einzelnen Muskelgruppen finden Sie ab Seite 123. Die folgenden Tips sind für jede Übung wichtig:

❶ Zunächst wird immer eine Ausgangsposition beschrieben, die Sie bitte einnehmen.

❷ Dann müssen Sie den jeweiligen Muskel, der gelockert werden soll, erst einmal anspannen. Diese Anspannung ist meist »isometrisch«, das heißt, der Muskel soll sich gegen einen Widerstand anspannen, ohne daß Sie tatsächlich eine Bewegung ausführen. Diese isometrische Anspannung dauert etwa drei bis fünf Sekunden lang.

❸ Nach der Anspannung erfolgt die Dehnung desselben Muskels. Ich habe jeweils genau angegeben, wo Sie die Dehnung spüren müssen, wenn Sie es richtig machen. Die Dehnung sollten Sie zehn Sekunden lang »aushalten«. Wenn eine abschließende Dehnung des Muskels nötig ist, halten Sie diese bitte bis zu zwanzig Sekunden lang durch.
Anschließend sollten Sie alle drei Schritte der jeweiligen Meridiangymnastik-Übung noch drei- bis fünfmal wiederholen.

Nehmen Sie sich immer genügend Zeit, um die Übungen ganz präzise durchzuführen. Und lesen Sie sich die Anleitungen zu jeder einzelnen Übung vorher sorgfältig im ganzen durch. Danach können Sie schrittweise vorgehen.

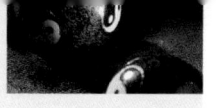

④ Lenken Sie während der Dehnung Ihre Vorstellungskraft ähnlich, wie Sie es nun schon von den Qigong-Übungen her gewohnt sind. Stellen Sie sich vor, daß beim Einatmen frische Luft bis in den gedehnten Muskelbereich hineinströmt. Konzentrieren Sie sich dann darauf, daß die Luft alle Spannung und Schlackenstoffe des Muskels aufnimmt. Beim Ausatmen lassen Sie bewußt die »schlechte« Luft vom Spannungsort wegfließen. Anschließend atmen Sie wieder ein und so weiter. Vielleicht finden Sie es am Anfang schwierig, all die Übungsanleitungen zu beachten und sich auch noch vieles vorzustellen. Aber mit einiger Übung werden Sie sehr bald lernen, schnell und willentlich jede beliebige Körperregion auf diese Weise zu entspannen.

Wenn Sie Schmerzen haben und diese lindern möchten, sollten Sie zunächst Ihren Arzt aufsuchen. Wenn er einverstanden ist, können Sie das Schmerzgebiet und die dazugehörige Körperachse (also vorne, seitlich oder hinten) trainieren. Zur Vorbeugung empfehle ich Ihnen, jeweils gleichviele Übungen aus allen drei Achsen zusammenzustellen — Sie müssen nicht immer alle Übungen machen.

⑤ Wiederholen Sie den ganzen Ablauf von Anspannung und anschließender Dehnung für jeden Muskel drei- bis fünfmal.

Hilfsmittel

Um die Meridiangymnastik durchzuführen, brauchen Sie nur einige wenige und einfache Hilfsmittel:
● eine Übungsmatte oder auch einen dicken Teppich;
● einen Türstock, dessen Seiten nicht zu weit auseinanderliegen.

Durch Anspannung entspannen

Sie können die heilende und vorbeugende Wirkung der Meridiangymnastik verstärken, indem Sie danach Ihre Qigong-Übung (Seite 112) und abschließend Ihre FitneßMassage (Seite 84) durchführen. Regelmäßig zusammen ausgeführt, werden Ihnen diese 14 Übungen eine stabile körperliche, seelische und geistige Gesundheit schenken. Versuchen Sie es nun mit etwas Geduld — überanstrengen Sie sich nicht, aber unterfordern Sie sich auch nicht!

Übung 1: Zehen- und Fußstrecker

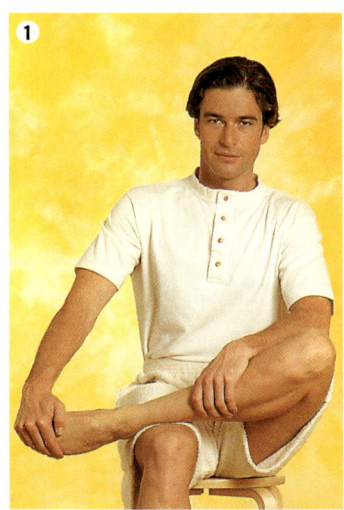

❶ Ausgangsstellung
Setzen Sie sich auf den Boden, auf eine Übungsmatte oder auf einen Hocker. Sie können dabei so sitzen, wie es Ihnen bequem ist. Natürlich vorausgesetzt, daß Sie dann noch die Übungsanleitung befolgen können. Am Boden sitzen Sie wohl am besten wie im Schneidersitz, mit zwei angewinkelten und nach außen geklappten Knien und am Boden liegenden Unterschenkeln. Auf dem Hocker legen Sie ein Bein über das andere (siehe Foto). Legen Sie nun eine Handfläche auf den Rücken Ihres gegenüberliegenden Fußes. Schließen Sie dann Ihre Finger locker um die Kleinzehenseite des Fußes. Diesen Fuß samt Zehen beugen Sie nun möglichst weit von Ihrem Schienbein weg. Mit ihrer zweiten Hand stützen Sie bitte den Unterschenkel des beübten Fußes ab.

❷ Isometrische Anspannung
Strecken Sie nun Ihre Zehen und den Fuß gegen den Widerstand Ihrer Hand in Richtung Schienbein. Halten Sie diese Spannung etwa drei bis fünf Sekunden lang durch. Denken Sie bitte daran, daß bei der isometrischen Anspannung keine Bewegung entstehen soll, sondern eben nur eine Spannung. Denn der Zug des Fußes und die entgegengerichtete Kraft der Hand sollen gleich stark sein.

❸ Dehnung
Beugen Sie mit Ihrer Hand den jetzt lockeren Trainingsfuß noch etwas weiter von Ihrem Schienbein weg. Auf diese Weise dehnen Sie den Muskel entlang Ihres Fußrückens, den Sie gerade isometrisch angespannt haben. Können Sie das spüren? Halten Sie die Dehnung etwa acht bis zehn Sekunden lang. Wiederholen Sie die ganze Übung drei- bis fünfmal. Die letzte Dehnung führen Sie bitte 20 Sekunden lang durch. Denken Sie schließlich daran, auch mit Ihrem anderen Fuß zu üben.

Auch für die Meridiangymnastik gilt: Bitte wiederholen Sie alle Übungen, wo möglich, auch noch mit der anderen Körperseite — selbst dann, wenn es nicht immer ausdrücklich dabeisteht.

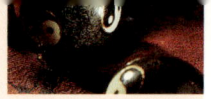

Übung 2: Zehen- und Fußbeuger

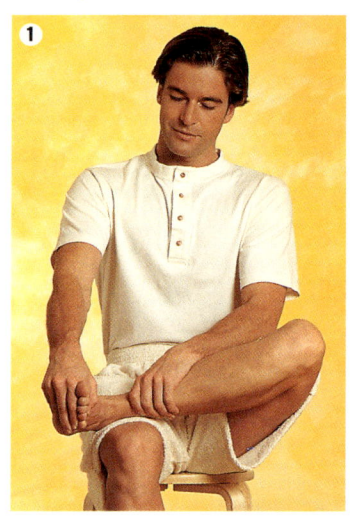
①

❶ Ausgangstellung

Setzen Sie sich auf den Boden oder auf einen Hocker wie bei Übung 1 – Legen Sie Ihren linken Fuß auf den Oberschenkel Ihres rechten Beines. Umfassen Sie wiederum mit Ihrer rechten Hand die Zehen Ihres gegenüberliegenden Fußes.

Mit Ihrer linken Hand stützen Sie bitte erneut den Unterschenkel des obenliegenden Beines möglichst nahe am Knöchel ab. Dieses Mal jedoch strecken Sie Ihren Fuß und die Zehen möglichst weit in Richtung Ihres Schienbeins.

Bitte übertreiben Sie die Dehnung nicht. Ein ziehendes Dehnungsgefühl ist genau das Richtige. Es darf jedoch nicht schmerzen.

❷ Isometrische Anspannung

Versuchen Sie nun, die Zehen des Übungsbeins zur Fußsohle hinzubeugen und gleichzeitig Ihren Trainingsfuß vom Schienbein »wegzudrücken«. Üben Sie dabei Kraft gegen den Widerstand Ihrer Hand aus, ohne Zehen oder Fuß tatsächlich zu bewegen.

Halten Sie diese Anspannung etwa drei bis fünf Sekunden lang aufrecht und lassen Sie dann wieder locker.

❸ Dehnung

Bei der nun anschließenden Dehnung ziehen Sie Ihre Zehen und den Trainingsfuß mit der Hand, die ihn vorne umfaßt hält, noch ein Stückchen weiter in Richtung auf Ihr Schienbein zu. Führen Sie die Dehnung etwa acht bis zehn Sekunden lang durch.

Wiederholen Sie auch diese Übung drei- bis fünfmal. Und halten Sie die abschließende Dehnung bitte auch hier 20 Sekunden lang. Vergessen Sie nicht, auch mit Ihrem anderen Fuß zu üben.

Übung 3: Hintere Oberschenkelmuskeln

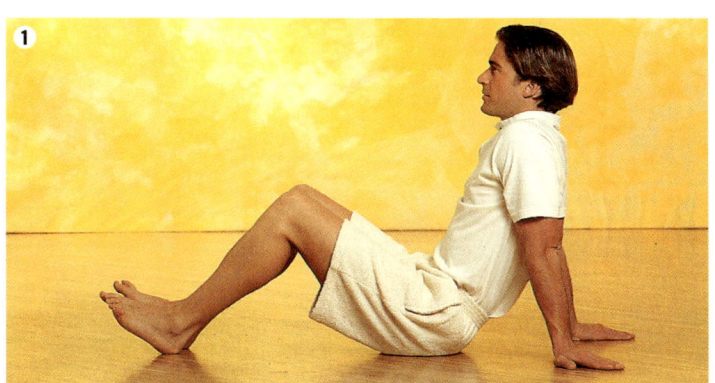

❶ Ausgangsstellung
Sie sitzen auf dem Boden, Ihr Oberkörper weist gerade nach oben. Ihre Beine sind etwa 90 Grad abgewinkelt, die Knie weisen zur Decke.
Setzen Sie Ihre Fersen auf dem Boden ab, nicht aber Ihre Fußsohlen. Diese bilden mit Ihren Schienbeinen wiederum einen Winkel von rund 90 Grad — Ihre Füße weisen also von Ihnen weg schräg nach oben.
Stützen Sie sich dann mit Ihren fast gestreckten Armen hinter Ihrem Rücken ab. So schaffen Sie ein Gegengewicht zu dem Druck, den Sie nun gleich mit Ihren Fersen ausüben werden.

❷ Isometrische Anspannung
Stemmen Sie jetzt Ihre beiden Fersen fest in den Boden — und spüren Sie die Spannung, die dabei in Ihren hinteren Ober-schenkelmuskeln entsteht. Halten Sie diese Spannung etwa drei bis fünf Sekunden.

❸ Dehnung
Zur Dehnung strecken Sie bitte nun die Beine im Sitzen nach vorne gerade aus. Beugen Sie den Rumpf vorsichtig nach vorne in Richtung Ihrer Knie. Lassen Sie Ihre Arme dabei locker seitlich neben Ihrem Körper herabhängen. Spüren Sie diesmal die Dehnung in Ihren hinteren Oberschenkel-muskeln?
Bitte üben Sie weitere drei- bis fünfmal. Die letzte Dehnung sollten Sie 20 Sekunden lang aushalten. Da Sie ja ohnehin nicht bis an Ihre Schmerzgren-ze gehen sollten, dürfte Ihnen das nicht schwerfallen.

Bei der Dehnung achten Sie hier bitte unbedingt darauf, den Rumpf bei gestrecktem Rücken vorzubeugen. Machen Sie keinen »Katzenbuckel«. Sonst entsteht kein Zug auf Ihre Oberschenkelmuskeln.

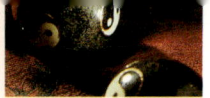

Übung 4: Vordere Oberschenkelmuskeln

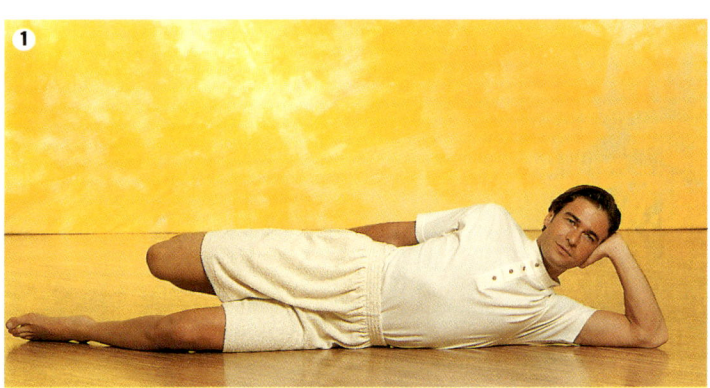

❶ Ausgangsstellung
Legen Sie sich auf dem Boden auf eine Körperseite. Mit dem unteren Arm stützen Sie Ihren Kopf ab — er dient Ihnen gewissermaßen als »Kopfkissen«. Winkeln Sie ihr unteres Bein leicht an, damit Sie eine stabile Lage haben.
Knicken Sie Ihr oberes Bein im Kniegelenk nach hinten. Ihre obere Hand faßt dieses Bein hinter Ihrem Körper nahe dem Sprunggelenk.

❷ Isometrische Anspannung
Versuchen Sie nun, ihr oberes Bein gegen den Widerstand Ihrer Hand nach vorne zu drücken. Spüren Sie die Anspannung, die in Ihrem vorderen Oberschenkelmuskel entsteht. Halten Sie drei bis fünf Sekunden lang aus. Und denken Sie wieder daran, nicht zu übertreiben und die Spannungskraft deutlich aber vorsichtig auszuüben. — Sonst könnten Sie sich einen »Muskelkater« holen.

❸ Dehnung
Um Ihre vorderen Oberschenkelmuskeln zu dehnen, ziehen Sie mit der Hand Ihr oberes Bein noch etwas weiter nach hinten. Dehnen Sie acht bis zehn Sekunden lang. Wiederholen Sie die Übung drei- bis fünfmal und halten Sie die letzte Dehnung für etwa 20 Sekunden.
Bitte denken Sie auch an Ihr anderes Bein: Rollen Sie sich auf die andere Körperseite und beginnen Sie noch einmal von vorne bei Schritt ı.

Sie können die Dehnung auch so ausführen: Strecken Sie Ihr oberes Bein gerade nach hinten und legen Sie Ihre freie Hand von vorne auf den Oberschenkel. Sie sollten unbedingt diese Variante der Übung wählen, wenn Sie Beschwerden in den Knien haben!

Übung 5: Innere Oberschenkelmuskeln

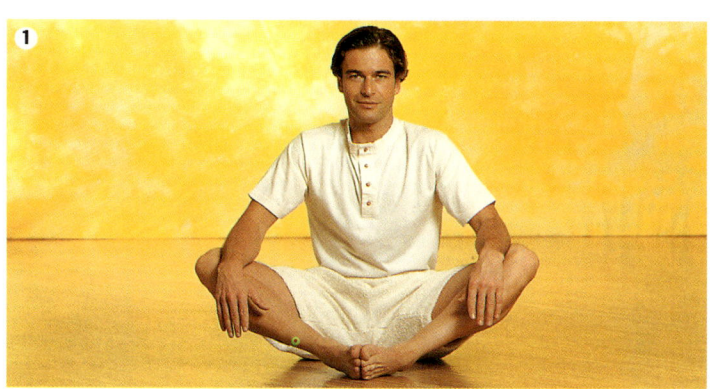

❶ Ausgangsstellung

Setzen Sie sich auf den Boden. Winkeln Sie Ihre Beine an und legen Sie Ihre Fußsohlen aneinander, so daß Ihre Knie jeweils zur Seite fallen.

Beugen Sie sich dann nach vorne und legen Sie Ihre Unterarme auf die Knie. Beachten Sie dabei wiederum, daß Ihr Rücken gerade bleibt. Schließlich soll die Übung ja auf Ihre Oberschenkel wirken und nicht »ins Kreuz gehen«! Drücken Sie nun mit den Unterarmen beide Oberschenkel in Richtung Boden.

❷ Isometrische Anspannung

Versuchen Sie nun, gegen den Widerstand Ihrer Unterarme, Ihre beiden Knie zusammenzudrücken. Wenn Sie es richtig machen, spüren Sie sehr deutlich den Zug, der bei dieser Übung auf Ihre inneren Oberschenkelmuskeln entsteht. Wenden Sie aber auch diesmal nicht Ihre ganze Kraft auf. Es könnte sonst etwas schmerzhaft für Sie werden — und Schmerzen jeder Art sollten Sie, wie schon erwähnt, beim Üben unbedingt vermeiden. Spannen Sie etwa drei bis fünf Sekunden lang an.

❸ Dehnung

Drücken Sie die Oberschenkel mit Ihren Unterarmen noch etwas mehr zur Erde — und diesmal leisten Sie mit den Beinen keinen Widerstand. Die Dehnung dauert wie üblich acht bis zehn, die abschließende Dehnung 20 Sekunden.

Die ganze Übung sollte drei- bis fünfmal wiederholt werden.

Wenn Sie bei Schritt 1 und 3 Ihre Oberschenkel zu Boden drücken, tun Sie dies bitte vorsichtig und nicht mit Gewalt. Sie könnten sonst empfindliche Fasern überdehnen.

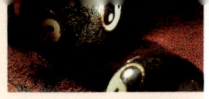

Übung 6: Gesäßmuskeln

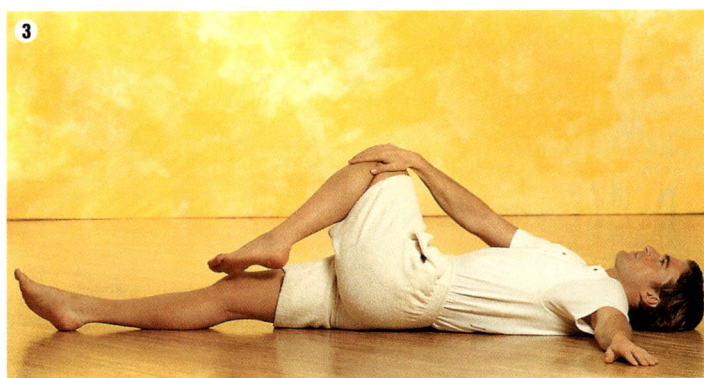

!

Bei der isometrischen Anspannung dieser Übung dient die Schwerkraft als Widerstand — sie übt den »Zug« aus. Je höher Sie das Bein heben, desto stärker ist die Wirkung. Aber auch hier gilt: Übertreiben Sie es bitte nicht.

❶ **Ausgangsstellung**
Strecken Sie sich in Seitenlage auf dem Boden aus, wie in Übung 4 beschrieben: Ihre untere Hand stützt den Kopf ab. Heben Sie dann bitte Ihr oberes Bein wieder an, diesmal gerade nach oben. »Stabilisieren« Sie auch diesmal Ihre Lage, indem Sie das bodenwärts gelegene Bein leicht abwinkeln. Wenn Ihnen diese Stellung immer noch zu wackelig sein sollte, können Sie sich zusätzlich mit ihrer freien Hand auf dem Boden abstützen.

❷ **Isometrische Anspannung**
Halten Sie Ihr oberes Bein drei bis fünf Sekunden in der seitlich abgestreckten Position. Ihr Bein sollte dabei locker durchgestreckt sein.

❸ **Dehnung**
Um die Dehnung auszuführen, drehen Sie sich zunächst auf den Rücken. Liegen Sie so mit locker ausgestreckten Beinen. Dann winkeln Sie bitte das Bein, mit dem Sie eben geübt haben, an. Umfassen Sie es mit der gegenseitigen Hand am Knie.
Ziehen Sie das Bein über Ihr anderes Bein zur Gegenseite. Versuchen Sie, genau dort Ihre Gesäßmuskeln zu dehnen, wo sie vorher die Anspannung gespürt haben. Spielen Sie deshalb ruhig erst einmal damit, das Knie etwas mehr oder weniger kopfwärts zu ziehen. Dehnen Sie acht bis zehn, am Schluß 20 Sekunden. Wiederholen Sie die Übung drei- bis fünfmal. Dann ist das zweite Bein an der Reihe.

Übung 7: Seitliche Rumpf- und Bauchmuskeln

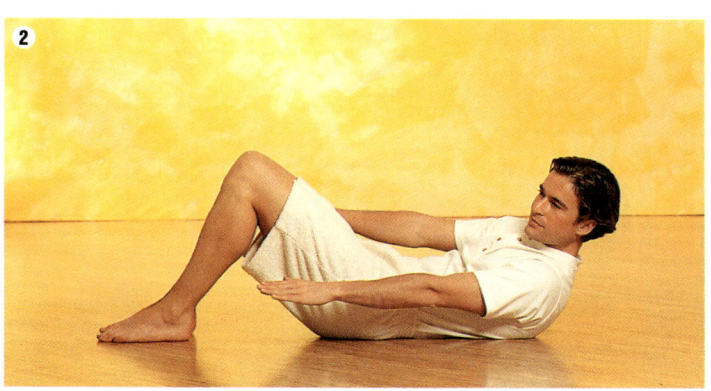

❶ Ausgangsstellung

Auch diese Übung beginnt in der Rückenlage. Allerdings sind beide Beine in einem Winkel von etwa 90 Grad gebeugt, Ihre Füße stehen dabei auf dem Boden. Ihre Arme liegen parallel neben dem Körper. Heben Sie nun beide Arme in gestreckter Stellung etwas vom Boden an.

❷ Isometrische Anspannung

Heben sie drei bis fünf Sekunden lang Ihren oberen Rumpf etwas vom Boden ab und drehen Sie ihn gleichzeitig leicht zu einer Seite. Ihre Arme helfen Ihnen beim Ziehen. Auch hier gibt die Schwerkraft den nötigen Widerstand für die Anspannung. Achten Sie darauf, locker weiterzuatmen, auch während Sie Ihre Bauchmuskeln anspannen.

❸ Dehnung

Legen Sie Oberkörper und Arme wieder entspannt ab. Beugen Sie nun beide Beine in den Knien und legen Sie sie zusammen auf die Körperseite ab, zu der Sie sich eben nicht geneigt haben. Liegen Sie so acht bis zehn Sekunden.
Wiederholen Sie die Übungsteile 2 und 3 drei- bis fünfmal. Zur letzten Dehnung (20 Sekunden) legen Sie sich bitte auf den Bauch, heben Ihren Oberkörper vorsichtig an und stützen sich mit den Händen vorne ab. Diese »Sphinx-Stellung« nehmen Sie aber bitte nicht ein, wenn Sie Probleme mit der unteren Wirbelsäule haben. Dehnen Sie in diesem Fall nur wie oben beschrieben — und denken Sie bitte an Ihre andere Körperseite!

Achten Sie bitte unbedingt darauf, daß Ihre untere Wirbelsäule während der ganzen Zeit fest auf dem Boden aufliegt. Drücken Sie notfalls Ihren Rücken an dieser Stelle willentlich nach unten. Sonst kann Ihnen diese Übung »ins Kreuz schießen«.

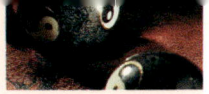

Übung 8: Untere Rückenmuskeln

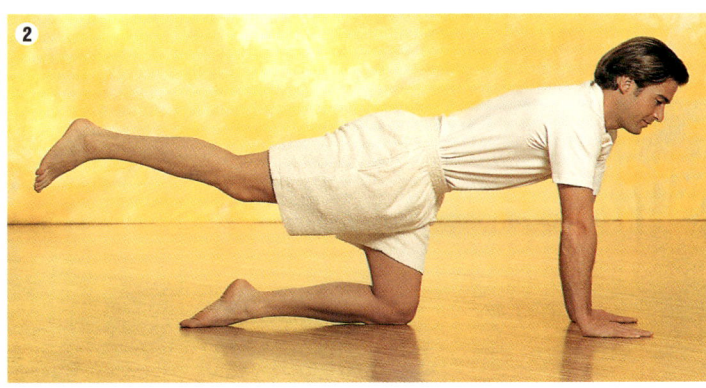

2

Bei Schritt 1 sollten Sie darauf achten, Ihr Bein nicht höher als waagrecht nach hinten wegzustrecken. Sonst besteht die Gefahr, daß die Übung Ihre Bandscheiben im Bereich der Lendenwirbel belastet.

❶ **Ausgangsstellung**
Bitte stellen Sie sich »auf alle Viere«. Ihre Füße sind ausgestreckt, Ihre Schienbeine liegen dabei dem Boden an. Ihre beiden Handflächen liegen ebenfalls flach auf dem Boden. Ihr Rücken ist gerade und parallel zur Zimmerdecke. Ihren Nacken und Kopf halten Sie bitte leicht schräg nach oben. Strecken Sie nun ein Bein gerade und waagrecht nach hinten weg. Und denken Sie immer daran: bleiben Sie locker, gerade auch in den Gelenken. Die Meridiangymnastik soll kein anstrengendes Fitneß-Training sein.

❷ **Isometrische Anspannung**
Halten Sie Ihr waagerecht gestrecktes Bein drei bis fünf Sekunden lang in der eingenommenen Stellung. Als Gegenkraft für Ihre Muskeln genügt auch bei dieser Übung wieder die Schwerkraft.

❸ **Dehnung**
Für den dritten Schritt ziehen Sie zunächst einfach Ihr nach hinten gestrecktes Bein wieder heran und stellen sich in die Ausgangsposition. Setzen Sie sich dann bitte aus dieser Haltung auf Ihre Fersen ab. Lassen Sie Ihren Oberkörper nach vorne auf Ihre Oberschenkel gleiten. Ihre Arme liegen locker entlang Ihrer Unterschenkel, Ihr Kopf sinkt entspannt zum Boden hinab.
Fühlen Sie den Zug auf Ihren unteren Rücken? Ich finde, bei dieser Übung spürt man die Dehnung ganz besonders gut. Lassen Sie sich für die Dehnung wieder etwa acht bis zehn Sekunden lang Zeit.
Wiederholen Sie dann die ganze Übung zwischen drei- und fünfmal und behalten Sie die letzte Dehnung 20 Sekunden lang bei.

Übung 9: Mittlere und obere Rückenmuskeln

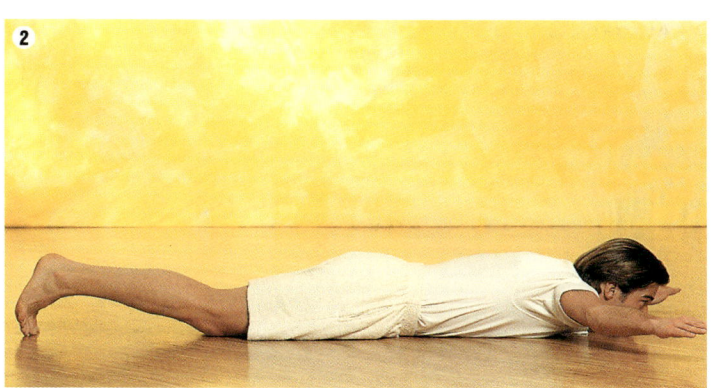

❶ Ausgangsstellung

Die Übung beginnt in Bauchlage. Ihre Arme liegen seitlich
neben Ihrem Körper, Ihren Kopf
stützen Sie bitte mit dem Kinn
auf.

❷ Isometrische Anspannung

Heben Sie nun Ihre gestreckten
Arme an. Führen Sie sie langsam parallel zum Boden seitlich
an Ihrem Körper vorbei und
vorne über Ihren Kopf hinaus.
Ohne dort abzusetzen, führen
Sie Ihre Arme bitte gleich wieder den ganzen Weg zurück
zu den Beinen. Legen Sie Ihre
Arme dann neben dem Körper
ab und verschnaufen Sie ganz
kurz. Für den Hin- und Rück-
weg sollten Sie sich etwa drei
bis fünf Sekunden lang Zeit
nehmen. Bitte zählen Sie dabei
nicht zu schnell, auch wenn es
anstrengend ist.

❸ Dehnung

Nehmen Sie wieder die »Kat-
zenbuckel«-Stellung ein wie in
Schritt 3 der vorangegangenen
Übung zu den unteren Rücken-
Muskeln: Stellen Sie sich in den
»Vierfüßlerstand«, das heißt,
auf Ihre Handflächen und Ihre
Schienbeine, halten Sie Ihren
Rücken waagrecht und den
Kopf leicht nach oben geneigt.
Setzten Sie sich nun wieder auf
Ihre Fersen und lassen Sie Ihren
Oberkörper nach vorne gleiten.
Ihr Bauch ruht auf den Ober-
schenkeln, Ihre Arme neben
Ihren Unterschenkeln.
Bleiben Sie auch diesmal rund
acht bis zehn Sekunden in
dieser Stellung, beziehungs-
weise 20 Sekunden lang beim
letzten Mal.
Üben Sie bitte wieder ungefähr
drei- bis fünfmal.

**Wenn Sie Probleme im Bereich
Ihrer Kiefer haben sollten,
sollten Sie Ihren Kopf in der
Bauchlage auch auf eine Seite
drehen. Ansonsten sollten Sie
die beschriebene »Kinnstütze«
vorziehen. Denn die Seitenlage Ihres Kopfes ist nicht gut
für Ihre Nackenwirbel.**

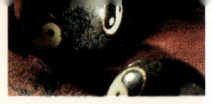
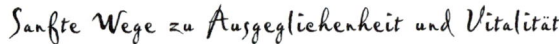

Übung 10: Finger- und Handstrecker

❶ Ausgangsstellung
Schließen Sie die Finger Ihrer einen Hand quer um die der anderen. Beugen Sie Finger und Handrücken der ersten Hand nach hinten in Richtung Ellbogen.

❷ Isometrische Anspannung
Versuchen Sie, die Finger der einen Hand gegen den Widerstand der anderen vom Ellbogen »wegzudrücken«.

❸ Dehnung
Lassen Sie nun wieder locker und dehnen Sie Ihre Hand noch ein kleines Stück weiter zu Ihrem Ellbogen hin.

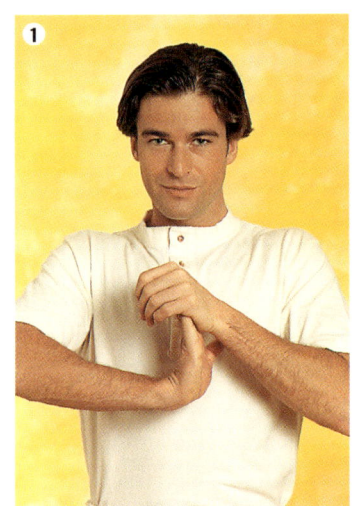

Sie können die Übungen 10 und 11 im Sitzen oder im Stehen durchführen, wie es Ihnen am liebsten ist. Halten Sie jeweils die Anspannung drei bis fünf, die Dehnung acht bis zehn und die abschließende Dehnung 20 Sekunden lang. Wiederholen Sie jede Übung drei- bis fünfmal.

Übung 11: Brustmuskeln

❶ Ausgangsstellung
Legen Sie etwa 5 bis 10 cm vor der Brust Ihre Handflächen aufeinander. Ihre Fingerspitzen weisen zur Zimmerdecke.

❷ Isometrische Anspannung
Drücken Sie Ihre Handflächen fest gegeneinander.

❸ Dehnung
Halten Sie beide Arme abgewinkelt links und rechts neben Ihren Schultern, Handflächen nach vorne. Stützen Sie diese links und rechts am Türrahmen ab und drücken Sie Ihren Rumpf nach vorne.

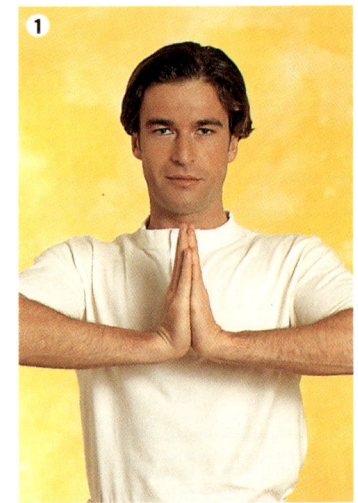

Übung 12: Seitliche und hintere Schultermuskeln

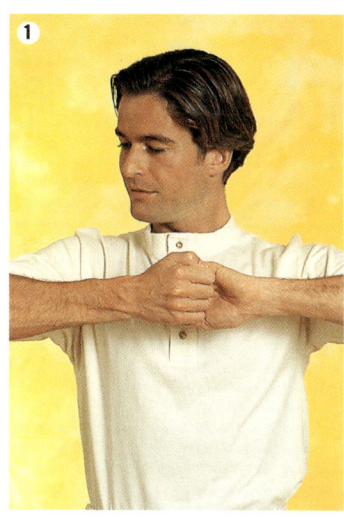

❶ Ausgangsstellung
Halten Sie Ihre Hände wie in Schritt 1 der vorhergehenden Übung im Abstand von etwa 5 bis 10 cm vor Ihrer Brust. Haken Sie aber jetzt Ihre geschlossenen Finger ineinander, so daß eine Handfläche von Ihrem Körper weg und die andere zu Ihrem Körper hinzeigt. Ihre Ellbogen weisen links beziehungsweise rechts zur Seite.

❷ Isometrische Anspannung
Ziehen Sie nun für rund drei bis fünf Sekunden Ihre Hände auseinander. Können Sie die Spannung seitlich und hinten an Ihrer Schulter spüren?

Achten Sie bei der isometrischen Anspannung dieser Übung besonders darauf, nicht gleichzeitig die Schultern hochzuziehen, während Sie Ihre Arme auseinanderziehen. Ihr Hals darf nicht zwischen den Schultern »verschwinden«, sonst verkrampfen Sie Ihre oberen Schultermuskeln und Ihre Nackenmuskeln.
Versuchen Sie vielmehr, oben locker zu bleiben und tatsächlich nur die seitliche und hintere Schultermuskulatur einzusetzen. Das ist zunächst vielleicht nicht einfach, wird Ihnen aber mit der Zeit gelingen.

❸ Dehnung
Die Dehnung dauert wieder acht bis zehn Sekunden. Halten Sie dazu einen Arm locker nach vorne gestreckt, etwa parallel zum Boden. Umfassen Sie dann den Oberarm mit Ihrer gegenüberliegenden Hand von außen. Ziehen Sie nun den Arm quer über die Brust zur Gegenseite Ihres Körpers.
Tun Sie dies für acht bis zehn, abschließend für 20 Sekunden. Wiederholen Sie die Übung drei- bis fünfmal.
Anschließend trainieren Sie bitte mit Ihrem anderen Arm.

Bei 3 halten Sie den gestreckten Arm bitte nicht ganz parallel zum Boden. Er sollte vielmehr leicht schräg nach unten weisen. Sie können ein paarmal leicht die Schräge verändern und spüren, wann genau die Muskeln gedehnt werden, die Sie vorher angespannt hatten.

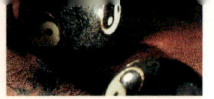

Übung 13: Obere Schultermuskeln

❶ Ausgangsstellung

Auch diese Übung können Sie wieder im Sitzen oder auch im Stehen durchführen. Halten Sie Ihren Rücken gerade, der Kopf sieht nach vorne.

Greifen Sie nun mit einer Hand von schräg oben hinter Ihrem Kopf herum zum Ohr der Gegenseite. Legen Sie Ihre Finger fest auf den Knochen direkt hinter Ihrem Ohr.

Der Kopf neigt sich dabei leicht in Richtung des Armes der oberen Hand.

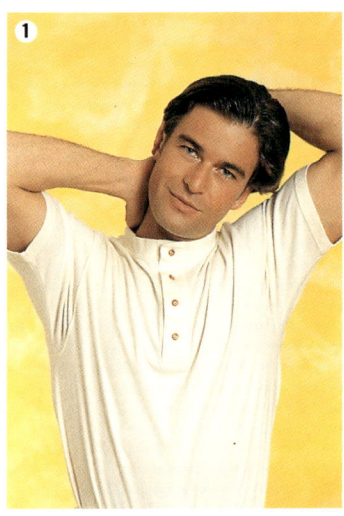

Sollten Sie bei dieser Übung Probleme haben, das Gleichgewicht zu halten, so machen Sie sie besser im Sitzen. Denn Sie müssen den Kopf beugen und können sich im Sitzen besser auf die Bewegung konzentrieren, weil Sie nicht noch auf Ihr Gleichgewicht achten müssen.

Legen Sie die zweite Handfläche quer auf Ihren Nacken. Sie dient nachher als Stütze für Ihre Nackenwirbel. Schließen Sie deshalb Ihre Finger ruhig etwas fester um Ihren Nacken, der sich anschließend nicht bewegen soll. Sie sollten mit dieser Hand deshalb bei der folgenden isometrischen Anspannung etwas gegen die Zugrichtung halten.

❷ Isometrische Anspannung

Drücken Sie nun Ihren Kopf schräg nach hinten in Richtung der Hand hinter dem Ohr. Diese hält mit Kraft dagegen. Spannen Sie auf diese Weise Ihren oberen Schultermuskel drei bis fünf Sekunden lang an.

❸ Dehnung

Danach zieht die Hand hinter Ihrem Kopf diesen acht bis zehn Sekunden lang schräg nach vorne in die entgegengesetzte Richtung. Die »Stütz-Hand« im Nacken können Sie hierbei etwas lockerer halten. Bitte achten Sie bei dieser Übung ganz besonders darauf, vorsichtig zu dehnen. Sonst könnten Sie empfindliche Muskelfasern oder Ihre Nackenwirbel verletzen.

Und bitte nicht vergessen: alles noch drei- bis fünfmal ausführen!

Zum Schluß 20 Sekunden dehnen und danach auch zu der anderen Seite ziehen.

Übung 14: Kopfwendemuskel

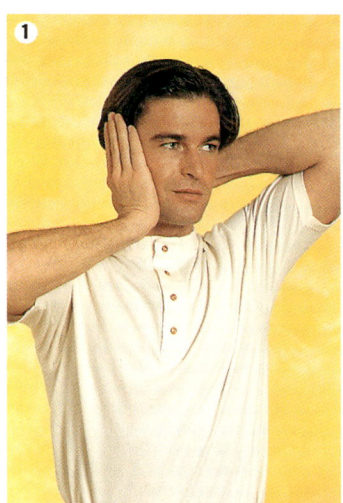

❶ Ausgangsstellung
Sitzen oder stehen Sie, den Kopf nach links gedreht. Ihre Augen blicken ebenfalls nach links. Stützen Sie Ihre rechte Hand an Ihrem rechten Ohr ab. Mit Ihrer linken Hand greifen Sie hinter Ihren Kopf und halten sich am Nacken fest.

❷ Isometrische Anspannung
Schauen Sie nun drei bis fünf Sekunden lang mit Ihren Augen scharf nach rechts — und drücken Sie mit der Stützhand gegen den entstehenden Zug.

Übung 15: Kaumuskeln

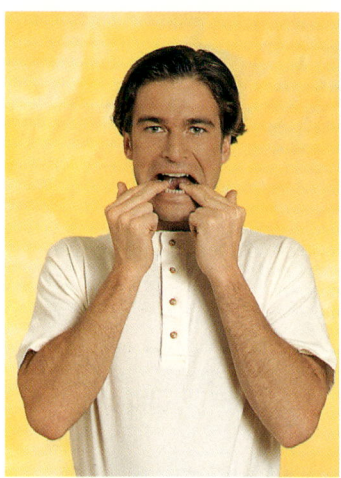

Sie sich auf einen Hocker. Dann öffnen Sie Ihren Mund weit. Stützen Sie jeweils Zeige- und Mittelfinger Ihrer beiden Hände auf den Vorderzähnen Ihres Unterkiefers ab.

❷ Isometrische Anspannung
Versuchen Sie ungefähr drei bis fünf Sekunden lang, Ihren Kiefer gegen den Widerstand Ihrer Finger zu schließen.

❸ Dehnung
Ziehen Sie Ihren Unterkiefer mit Ihren Fingern für acht bis zehn, zuletzt 20 Sekunden noch etwas weiter abwärts. Wiederholen Sie auch diese letzte Meridiangymnastik-Übung drei- bis fünfmal.

❶ Ausgangsstellung
Stehen Sie locker, mit leicht gebeugten Knien, oder setzen

!

Der Zug bei der Anspannung in der Übung 14 entsteht alleine durch die Bewegung der Augen. Bereits ein »Hinschauen« versetzt den Kopfwendemuskel in Aktion. Für die Dehnung 3 drehen Sie Ihren Kopf noch etwas weiter nach links und schauen Sie auch mit Ihren Augen in diese Richtung. Bitte halten Sie die Dehnung acht bis zehn, die letzte 20 Sekunden. Und machen Sie die Übung auch zur anderen Seite hin. Führen Sie auch die Übungen 14 und 15 drei- bis fünfmal durch.

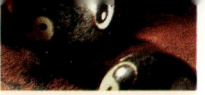

Zum guten Abschluß

Sie haben es sicher schon bemerkt: Bei den Körper-Techniken der TCM gibt es immer einen Abschluß in besonderer Form. Wie ich bereits erwähnt habe, empfehle ich nach der Meridiangymnastik noch die Qigong-Übung (Seite 112) und die Fitneß-Massage (Seite 84). Sie können aber auch die Qigong-Übung weglassen und gleich zur Fitneß-Massage übergehen.

In jedem Fall sollten Sie aber immer einen richtigen Abschluß einplanen. So können Sie die Wirkung der vorangegangenen Übungen nicht nur bestmöglich erhalten, sondern sogar noch steigern.

Ich hoffe sehr, daß Sie in den beiden letzten Kapiteln eine oder mehrere Körper-Techniken der TCM gefunden haben, die Ihnen persönlich zusagen. Ich habe ganz bewußt die verschiedenen Angebote der Chinesischen Medizin ausgeschöpft – soweit es im Rahmen dieses Buches möglich war. Nun wünsche ich Ihnen viel Spaß beim Üben!

Ein chinesischer Qigong-Meister soll einmal gesagt haben: »Selbst wenn die Erde sich auftut, eine Abschluß-Übung muß sein«.

Ernährungsregeln für Ihre Gesundheit

Die Chinesen schenken ihrer Nahrung große Aufmerksamkeit. Denn sie wissen, daß falsche Ernährung Leiden verursacht, die individuell richtige dagegen viele Beschwerden lindern kann. Das Sprichwort »Essen und Trinken hält Leib und Seele zusammen« zeigt, daß wir im Westen eigentlich ähnlich denken.

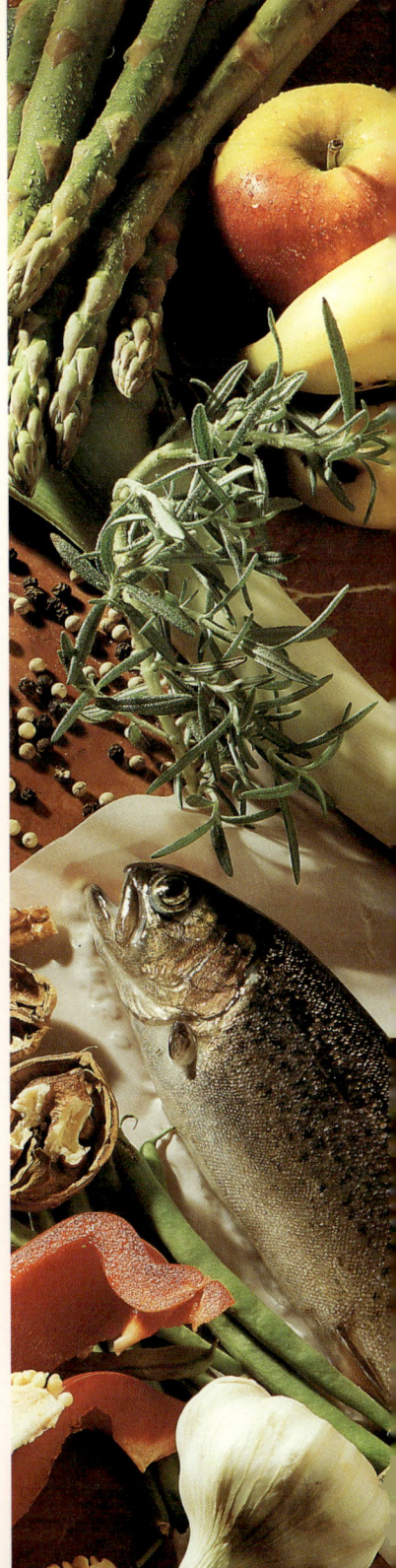

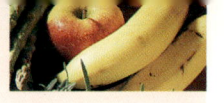

Unsere Nahrung ist Arznei

Für Chinesen ist der Übergang zwischen Arzneimitteln und Nahrungsmitteln fließend. Ein chinesisches Sprichwort sagt: »Das Nahrungsmittel ist Arzneimittel, die Arznei ist Nahrung«. Tatsächlich heißt das chinesische Wort für Dekokt »Tang«, und das bedeutet auch soviel wie »Suppe«.

Beugen Sie Krankheiten vor

Weil also Nahrungsmittel fast wie Arzneimittel angesehen werden, wählen die Chinesen sehr sorgfältig aus, was sie essen. Die Nahrungsmittel sind dabei ganz auf den Einzelnen und seine körperlich-seelische Verfassung abgestimmt.

Essen zur Vorsorge und Heilung

Auf den folgenden Seiten erfahren Sie einiges über die chinesischen Ernährungsregeln: zum Beispiel, was und wieviel Sie essen sollten, und wie Sie es richtig zubereiten. Sie erfahren, welche Nahrungsmittel nach chinesischer Vorstellung für die jeweilige Jahreszeit am geeignetsten sind, und erhalten als Beispiel drei Rezepte für jede Jahreszeit. Im Anschluß daran können Sie sich selbst eine einfache chinesische Diagnose für einige Alltagsbeschwerden stellen. Anschließend finden Sie Tips, wie Sie Ihren individuellen Ernährungsplan zusammenstellen können – sowohl, wenn Sie gesund sind, als auch, wenn Sie leichte Beschwerden haben.

Lang leben mit der richtigen Ernährung

Die richtige Ernährung ist in der TCM nicht nur sehr wichtig, um Krankheiten zu behandeln. Sondern auch, um Krankheiten vorzubeugen, und um im Sinne des alten taoistischen Ideals möglichst lange zu leben. Das heißt nicht, daß es wie im Westen nur allgemeine Ernährungsrichtlinien für »die« gesunde Ernährung schlechthin gibt. Vielmehr empfiehlt die TCM Ernährungsrichtlinien, die auf die jeweilige persönliche Konstitution zugeschnitten sind. Trotzdem gibt es einige Grundregeln in der chinesischen Ernährungslehre, mit denen ich beginnen will.

In China wird oft nach den TCM-Ernährungsregeln gekocht. In der Stadt Chengdu (sprechen Sie »Tschhöngdu«) gibt es sogar ein Restaurant, das Speisen nach Arzneimittel-Rezept zubereitet. Das Rezept stellt vorher ein TCM-Arzt in der Apotheke aus, die direkt neben dem Lokal liegt.

Regeln, die Sie beachten sollten

Einige dieser Grundregeln werden Ihnen sehr vertraut erscheinen, andere wiederum stehen zu dem im krassen Gegensatz, was wir im Westen unter gesunder Ernährung verstehen. Das liegt unter anderem daran, daß die westlichen Ernährungslehren und Diätformen oft sehr starr, verallgemeinernd und einseitig sind. Die chinesische Ernährungslehre dagegen läßt sich auf die jeweilige Person abstimmen und strebt nach Ausgleich und Ausgewogenheit. Grundsätzlich gelten folgende Regeln sowohl für Gesunde wie für Kranke. Es kann allerdings vorkommen, daß sie der TCM-Arzt oder -Therapeut zu Behandlungszwecken noch dem individuellen Zustand des Patienten anpaßt.

Gesunde Ernährung aus TCM-Sicht

Ausgewogenheit

● Nach der Theorie sollen sich Yin und Yang immer im dynamischen Gleichgewicht befinden. Gleiches gilt für die Dynamik der Fünf Wandlungsphasen, für die Fünf Grundsubstanzen und das Zusammenwirken der inneren Organe Zang Fu. Auf die Ernährung angewandt, bedeutet die Regel der Ausgewogenheit: Meiden Sie alle Extreme. Dies ist die oberste Ernährungsregel der TCM.

Nahrungsmenge

● Auch die Chinesen sind der Ansicht, daß man nicht zuviel Nahrung auf einmal aufnehmen sollte. Wie bei uns im Westen gilt es als gesund, mindestens dreimal täglich zu essen.

Fasten

● Die TCM ist gegen das Fasten. Es greift das Qi und Blut-Xue, vor allem der Milz-Pi, an. Heute kann man diese noch aus Hungerzeiten stammende Regel so umsetzen: Nur Patienten mit Fülle-Beschwerden sollten fasten. Bei Leere-Disharmonien, vor allem bei Qi- und Yang-Mangel der Milz-Pi, ist Fasten schädlich.

Trinken

● Um die Körperflüssigkeiten-Jinye und die Funktion der Niere zu schützen, sollten Sie genügend trinken. Das heißt, daß Sie pro Tag mindestens eineinhalb Liter zu sich nehmen sollten.

»Iß ein herzhaftes Frühstück, ein bescheidenes Mittagessen und ein kleines Abendessen.« Diese chinesische Regel kennen wir auch im Westen – sie ist einfach, aber nichtsdestoweniger sinnvoll.

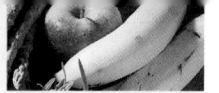

● Allerdings sollten die Flüssigkeiten, die Sie trinken, nur wenig Alkohol enthalten. Denn dieser erhöht die Anfälligkeit gegenüber äußeren Disharmonisierenden Faktoren. Auf keinen Fall sollten Sie Alkohol zu sich nehmen, wenn bei Ihnen eine Disharmonie der Leber-Gan vorliegt.

Temperatur und Temperaturverhalten

● Das sogenannte »Temperaturverhalten« im Sinne der TCM bezeichnet die Behandlungswirkung von Nahrungsmitteln. Also, ob bestimmte Nahrungsmittel zum Beispiel wärmend wirken, das heißt das Yang unterstützen, oder ob sie kühlend wirken und so das Yin stärken.

● Etwas anderes ist die tatsächliche Temperatur, die Ihre Speisen haben, wenn Sie sie essen. Auch hier wirken natürlich warme Speisen kräftigend auf das Yang und kalte Speisen stärkend auf das Yin.

● Wieder sollten Sie Extreme meiden: Zu kalte Speisen erschöpfen nämlich das Yang, zu heiße Speisen das Yin. Sie sollten sich also weder mit zu vielen »warmen« noch mit zu vielen »kalten« Lebensmitteln ernähren — und zwar sowohl was die Temperatur, als auch was das Temperaturverhalten betrifft. Welche Lebensmittel welche Eigenschaften haben, erfahren Sie auf Seite 151 ff.

Zubereitung

● Sie sollten hauptsächlich frische Nahrungsmittel verwenden und diese schonend zubereiten.

● Speisen sollen weder eingefroren, noch später als 24 Stunden nach der Zubereitung wieder aufgewärmt werden.

● Je nach Art der Zubereitung einer Speise wird eher das Yang oder das Yin gestärkt. Auch hier sollten Sie darauf achten, nicht eine Seite dauernd zu »bevorzugen«.

Als »yangisierende« Zubereitungsarten bezeichnet Barbara Temelie, Autorin zahlreicher Bücher über chinesische Ernährung, sehr treffend jegliche Arten der Hitze-Anwendung (die Titel einiger Bücher finden Sie auf Seite 154): zum Beispiel Dämpfen, Blanchieren, langes Kochen von Fleisch, Grillen, Braten, Anbraten, Räuchern, Kochen mit Alkohol und die Verwendung wärmend oder erhitzend wirkender Gewürze.

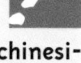

Einige der uralten chinesischen Regeln sind denen der modernen westlichen Vollwert-Ernährung sehr ähnlich: zum Beispiel was das Thema Alkohol, die Frische und die Zubereitung der Nahrungsmittel betrifft.

»Yinisierend« ist danach eine Zubereitungsart, wenn kühlende Zutaten wie Südfrüchte, Sprossen, Algen, Champignons, Tomaten, Zitronensaft oder Joghurt verwendet werden.

Schweinefleisch und weißer Zucker
● Auch Schweinefleisch und weißer Zucker haben, in Maßen verzehrt, ihren Stellenwert in der TCM: Beide stärken das Qi und das Blut-Xue und beseitigen Trockenheit.

Allgemeines
● Nehmen Sie sich Zeit zum Essen und kauen Sie die einzelnen Bissen lange und sorgfältig.
● Lassen Sie sich während des Essens nicht ablenken.
● Versuchen Sie, bei den Mahlzeiten an Angenehmes zu denken.
● Massieren Sie nach dem Essen Ihren Bauch und putzen Sie sich jedesmal ausführlich die Zähne.
● Gehen Sie nach dem Essen spazieren oder ruhen Sie etwas.

Schlemmen mit den Jahreszeiten
Die Wirkung von Hunderten von Nahrungsmitteln wurde im Laufe der Zeit genauestens studiert und aufgezeichnet. Nach chinesischer Vorstellung sind nicht nur Farbe, Form und Geschmack eines Nahrungsmittels wichtig für seine Wirkung, sondern auch das Klima und die Jahreszeit, zu der es wächst und zu der es verzehrt wird. Auf den Seiten 151 bis 153 finden Sie Listen mit vielen Nahrungsmitteln und ihren jeweiligen Eigenschaften beziehungsweise Wirkungen im Sinne der Chinesischen Medizin. Dabei gibt es immer Überschneidungen: Viele Nahrungsmittel gehören gleichzeitig zu mehreren Kategorien.
Wenn Sie gesund sind, können Sie sich dort ihren persönlichen Speisenplan zusammenstellen: Bitte berücksichtigen Sie dabei die Ernährungsregeln. Falls Sie Beschwerden haben, können Sie sich mit Hilfe der Lebensmittellisten Ihre eigene »Heil-Diät« zusammenstellen (siehe Seite 149 f.).
Auf den folgenden Seiten habe ich Ihnen zunächst für jede Jahreszeit jeweils ein Frühstück, ein Mittagessen und ein

Ich stelle immer wieder fest, daß Vegetarier teilweise starken Qi- und Blut-Xue-Mangel aufweisen. Auch leiden Menschen, die viel Rohkost (stark kühlende Wirkung) zu sich nehmen, oft unter Kälte-Disharmonien. Die wichtigste Regel der chinesischen Ernährungslehre wird in beiden Fällen verletzt: die Ausgewogenheit.

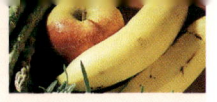

Abendessen für zwei Personen zusammengestellt. Die Speisen sind auf unseren westlichen Geschmack abgestimmt und auf Lebensmittel, die hierzulande leicht zu besorgen sind.

Außerdem wurde bei Ihrer Zusammenstellung die wichtige Regel die Ausgewogenheit berücksichtigt. Das bedeutet, daß in den Rezepten zwar einige der für die jeweilige Jahreszeit empfohlenen Nahrungsmittel aufgenommen wurde. Andererseits wurden aber jeweils auch andere, teils »gegensätzliche« Nahrungsmittel aus einer anderen Jahreszeit verwendet oder solche, die keiner Jahreszeit zuzuordnen sind.

Speisen an einem Frühlingstag

Der Frühling ist die Zeit des Keimens und des Windes. Die Kraft des Yang steigt immer weiter an. Wärmende Nahrung soll dies unterstützen und gleichzeitig eine zu starke Abkühlung durch Wind vermeiden helfen. Dementsprechend sollten Sie dann auch Ihre Nahrungsmittel auswählen.

Auf Seite 154 finden Sie unter »Bücher, die weiterhelfen« einige Kochbücher mit original chinesischen Rezepten.

Nahrungsmittel für den Frühling

● Basilikum, brauner Zucker, Butter, Cayennepfeffer, Erdbeeren, Forellen, Shrimps, Hammelfleisch, Himbeeren, Hühnerfleisch, Ingwer, Kastanien, Kirschen, Knoblauch, Kohlrabi, Kokosnußmilch, Lauch, Lorbeerblätter, Majoran, Pfirsiche, Rosmarin, Sojaöl, Spargel, Süßkartoffeln, Weinessig, Zwiebeln

Haferflocken mit Erdbeeren

400 ml Milch
1 Msp. Salz
8 EL Haferflocken
2 TL Honig
1 Msp. Zimt
1 Msp. Vanillepulver
200 g halbierte Erdbeeren

❶ Milch mit einer Messerspitze Salz in einen Topf geben und aufkochen lassen.
❷ Haferflocken einrühren und das Ganze bei niedriger Temperatur etwa 4 Minuten köcheln lassen.

❸ Vom Herd nehmen, mit Honig süßen, mit Zimt und Vanille abschmecken.
❸ Erdbeeren (oder anderes »Frühlings«-Obst — siehe Tabelle oben) halbieren und auf den Haferbrei geben.

Hühnerbrust auf Frühlingszwiebeln

❶ Frühlingszwiebeln waschen, angewelkte Enden abschneiden und in 1 cm breite Ringe schneiden.
❷ Hühnerbrüste mit Wasser abwaschen und mit Küchenkrepp trocknen.
❸ Hühner-Schnitzel mit Salz, Pfeffer und Paprika würzen und auf beiden Seiten ungefähr 5 Minuten lang anbraten.
❹ Frühlingszwiebeln zusammen mit der Gemüsebrühe und der Butter in einen Schmortopf geben.

❺ Die Schnitzel auf das Gemüsebett legen und mit Parmesan bestreuen.
❻ Ungefähr 10 Minuten bei 220 Grad im Backofen überbacken. Sofort servieren.
❼ Als Beilage eignet sich hier ausgezeichnet Naturreis mit Tomatensauce:
Reis nach Vorschrift kochen. Pürierte, gewürzte Tomaten erwärmen (gibt es auch im Naturkostladen zu kaufen). Die Tomatensauce über den fertigen Reis geben.

1 Bund Frühlingszwiebeln
2 Hühnerbrüste à 180 g
1/2 TL Salz, Pfeffer, Paprika
100 ml Gemüsebrühe
20 g Butter
2 EL Parmesan
200 g Naturreis
500 g pürierte, gewürzte Tomaten

Spargel mit Kartoffel-Mayoransauce

❶ Spargel schälen und 15 bis 20 Minuten lang kochen. Abgetropft in einen gefetteten Schmortopf geben.
❷ Flüssige Butter und Semmelbrösel zugeben. Im Rohr bei 220 Grad 10 Minuten überbacken.
❸ Kartoffeln etwa 30 Minuten kochen, schälen und in rund 1 1/2 cm große Würfel schneiden. Karotten in dünne, 6 cm lange Streifen schneiden.
❹ Gemüsebrühe und Crème fraîche zusammen aufkochen lassen.

Kartoffeln und Karotten hinzufügen und alles einkochen lassen, bis die Sauce dick wird (etwa 5 Minuten).
❺ Mit Salz, Pfeffer, Kräutersalz und Majoran abschmecken. Sauce über den Spargel gießen und bald servieren.

800 g Spargel
1 TL Butter
2 EL Semmelbrösel
500 g Pellkartoffeln
50 g Karotten
200 ml Gemüsebrühe
100 ml Crème fraîche
je 1 Msp. Salz, Pfeffer, Kräutersalz
1 TL frischer Majoran

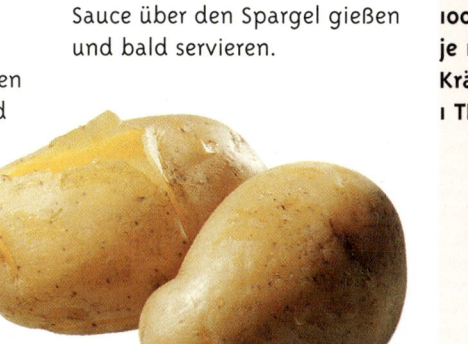

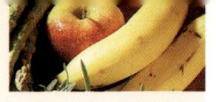

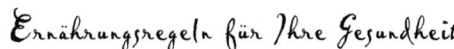

Kulinarische Genüsse im Sommer

Der Sommer ist die Zeit des Wachstums, das Klima ist heiß, das Yang erreicht seinen Höhepunkt. Sie müssen darauf achten, daß das Yang nicht in Fülle gerät: Daher sollten Sie kühlende Nahrungsmittel vorziehen. Unbedingt vermeiden sollten Sie Nahrungsmittel, die erhitzend wirken, süß, scharf oder trocknend sind. – Sie könnten zu einer Fülle-Disharmonie des Yang führen.

Nahrungsmittel für den Sommer

● Äpfel, Auberginen, Bananen, Birnen, Brunnenkresse, Buchweizen, Gerste, Gurken, Hirse, Kopfsalat, Lammfleisch, Mandarinen, Mangold, nierenförmige Bohnen, Pfefferminze, Pflaumen, Rettich, Salz, Sellerie, Sesamöl, Sojabohnen, Spinat, Tofu, Tomaten, Wassermelonen, Weizen, Weizenkeime

Natürlich sollten Sie im Sommer auch ganz besonders darauf achten, genügend zu trinken. Das heißt: mindestens 1,6 Liter pro Tag, wenn Sie schwitzen entsprechend mehr. Auch dadurch können Sie verhindern, daß Ihr Yang in Fülle gerät.

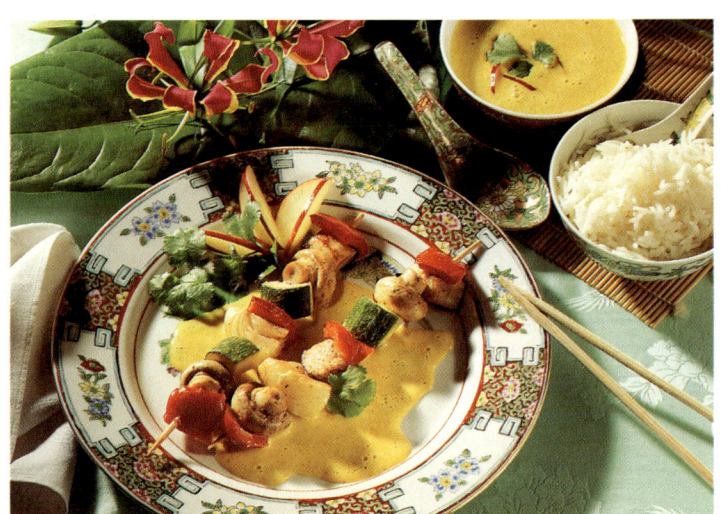

Es muß nicht immer Fleisch sein — auch mit Gemüse sind Spießchen ein schmackhaftes Mahl für die heiße Jahreszeit.

Honig-Joghurt mit Weizenschrot

❶ Weizenschrot in kaltem Wasser ungefähr zehn Stunden quellen lassen. Anschließend sehr gut auswaschen.

❷ Mit Honig, Joghurt und Obst der Saison (zum Beispiel Birne, Pflaume) mischen. Möglichst bald verzehren.

6 EL frischer Weizenschrot
6 EL Wasser
2 EL Honig
6 EL Joghurt
300 g frisches Obst

Gemüsespießchen auf Currysauce

❶ Gemüse außer Champignons auf 2 mal 2 cm würfeln. Auberginen salzen und 20 Minuten abtropfen lassen, um eventuelle Bitterstoffe zu lösen. Alles auf vier Schaschlikspieße stecken. Mit Salz, Pfeffer und Paprikapulver würzen.
❷ Bei niedriger Temperatur 15 Minuten in Butter braten.

❸ Obst und Zwiebel schälen, kleinschneiden. Alles zusammen 20 Minuten lang kochen, dann vom Herd nehmen. Pürieren und mit Salz, Pfeffer, Honig, Essig und Zitrone abschmecken. Orangensaft, Currypulver und Sahne mischen und unterziehen. Butterreis dient als Beilage.

1 Aubergine, 2 Zucchini
1 rote Paprika, 1/2 Zwiebel
12 Köpfe Champignons
1/2 TL Salz, Pfeffer,
Paprikapulver
1 kleine Banane, 1 kleiner Apfel
1/4 Ananas, 1/2 kleine Zwiebel
je 1 Msp. Salz, Pfeffer
je 1/2 TL Honig, Essig, Zitrone
400 ml Orangensaft
1 TL Currypulver
150 ml Sahne, 200 g Butterreis

Tofusalat mit roter Zwiebel

❶ Tomaten blanchieren, enthäuten, vierteln und entkernen. Zwiebel in dünne Ringe schneiden.
❷ Salatmarinade aus den angegebenen Zutaten bereiten.
❸ Chicoréeblätter ablösen, putzen und auf einem Teller sternförmig anrichten.
❹ Tofu würfeln und symmetrisch auf die Chicorée-Blätter

legen. Tomatenviertel, Oliven und Zwiebelringe auf dem Chicorée verteilen. Die Marinade darübergießen.
Zu diesem leichten Abendessen paßt Vollkorn-Baguette mit Butter.

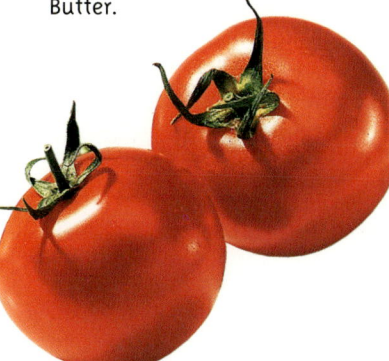

5 Tomaten
1 rote Zwiebel
1 EL Balsamessig
1 TL Salz
3 El Olivenöl
3 EL Wasser
je 1 Msp. schwarzer Pfeffer,
Dill, Petersilie, Borretsch,
Schnittlauch
2 Chicorée
400 g Tofu
20 schwarze Oliven
1/2 Vollkorn-Baguette
20 g Butter

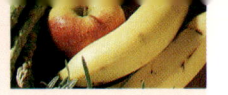

Gediegen tafeln im Herbst

Der Herbst ist die Zeit der Trockenheit und die Zeit, in der das Yin ansteigt. Es besteht die Gefahr des Austrocknens. Das Yin muß unterstützt werden.
Sie sollten deshalb leicht anfeuchtende Nahrungsmittel bevorzugen. Sie nähren den Magen und fördern die Produktion von Körperflüßigkeit-Jinye.

Nahrungsmittel für den Herbst

● Bananen, Rote Bete, Entenfleisch, Gerste, grüne Bohnen, Hirse, Hühnereier, Käse, nierenförmige Bohnen, Rindfleisch, Salz, Sardinen, Schweinefleisch, Tomaten, Wassermelonen, weißer Pfeffer, Weizenkeime

Dinkelflocken mit Banane

400 ml Milch, 1 Msp. Salz
8 EL Dinkelflocken
1 Banane
2 TL Apfeldicksaft

❶ Milch salzen und aufkochen, Dinkel einrühren, auf kleiner Flamme vier Minuten köcheln.

❷ Bananen in Scheibchen auf dem Dinkel verteilen. Mit Apfeldicksaft süßen.

Bohnentopf mit Rindfleisch

300 g Rindfleisch
400 g Kartoffeln
200 g grüne Bohnen
250 g Weißkraut
je 1/2 TL Salz, Pfeffer, Kümmel
200 ml gut gewürzte Gemüsebrühe

❶ Das Rindfleisch in 3 mal 3 cm große Würfel schneiden. Kartoffeln schälen, Kartoffeln und Bohnen würfeln. Weißkraut vierteln, Strunk entfernen, in 1 cm breite Streifen schneiden.
❷ In einen backofenfesten Topf schichten, jede Lage mit Salz, schwarzem Pfeffer und Kümmel würzen: zuunterst Kartoffeln, dann das Fleisch, danach die Bohnen und am Schluß das Weißkraut. Die oberste Schicht muß wieder aus Kartoffeln bestehen.
❸ Mit der gut gewürzten Gemüsebrühe aufgießen. Den Topf mit einem Deckel gut verschließen und im Backofen bei niedrigen 180 Grad etwa 2 Stunden lang garen.

Hirsespaghetti mit Gorgonzola-Sauce

❶ Hirsespaghetti (aus dem Bio-laden) nach Anleitung kochen.
❷ Inzwischen die Sahne heiß werden lassen, den Käse hin-einbröckeln, alles mit dem Pürierstab mixen. Die Sauce noch etwas einkochen lassen.

❸ Mit Basilikum, Salz, Pfeffer und Kräutersalz abschmecken. Die Nudeln mit der Sauce mischen und servieren.
❹ Den Feldsalat mit einer Sauce aus den angegebenen Zutaten beträufeln.

250 g Hirsespaghetti
125 ml Sahne
100 g Gorgonzola
1/2 TL frisches, gehacktes Basilikum
je 1 Msp. Salz, weißer Pfeffer, Kräutersalz
100 g Feldsalat
1 TL Obstessig
1/4 TL Salz, weißer Pfeffer
2 TL Olivenöl

Sich »warm essen« im Winter

Der Winter ist die Zeit der Kälte. Es besteht die Gefahr einer Fülle-Disharmonie des Yin. Um ein Übermaß an Kälte zu vermeiden, müssen Sie besonders wärmende und erhit-zende Nahrung zu sich nehmen. Außerdem muß die Natur und auch wir Menschen im Winter auf den »Speicher« zurückgreifen. Gerade alte und kranke Menschen müssen im Winter besonders energiereiche Nahrung zu sich neh-men, weil sie einen solchen Speicher nur in unzureichen-dem Umfang aufbauen konnten.

Nahrungsmittel für den Winter

● Basilikum, brauner Zucker, Butter, Cayenne-Pfeffer, Forellen, Shrimps, Hammelfleisch, Hühnerfleisch, frischer/getrockneter Ing-wer, Kastanien, Kirschen, Knoblauch, Kohlrabi, Kokosnußmilch, Lauch, Lorbeerblätter, Pfirsiche, Rosmarin, Sojaöl, Süßkartoffeln, Walnüsse, Weinessig, Zwiebeln

Hirsebrei mit Apfeldicksaft und Sahne

❶ Hirse mit heißem Wasser in einem Sieb waschen. Gesalze-nes Wasser aufkochen, Hirse einstreuen und 10 Minuten kochen lassen. Brei dann 20 Minuten zugedeckt auf der ausgeschalteten Herdplatte nachquellen lassen. Das

Kochwasser muß vollständig aufgesogen werden.
❷ In den warmen Brei zuerst Apfeldicksaft einrühren und grob gehackte Walnußkerne einstreuen, danach die geschlagene Sahne unterheben. Mit etwas Zimt bestreuen.

100 g Hirse
250 ml Wasser
1 Msp. Salz
8 EL Apfeldicksaft
8 EL Walnußkerne
8 EL Sahne
1 Msp. Zimt

Hammelfleischauflauf mit Kohlrabi

400 g Hammelfleisch
2 EL Sonnenblumenöl
400 g Kartoffeln
2 Kohlrabi à 200 g
1/2 TL Salz, Pfeffer
200 ml gut gewürzte
Gemüsebrühe

❶ Hammelschulter in 3 mal 3 cm große Würfel schneiden und in Öl 5 Minuten von allen Seiten scharf anbraten.
❷ Kartoffeln und Kohlrabi waschen, schälen und würfeln.
❸ Die Zutaten in eine feuerfeste Form schichten, dabei jede Lage mit Salz und Pfeffer würzen. Mit Kartoffeln beginnen, danach Fleisch und dann Kohlrabi darüberlegen. Unbedingt mit einer Schicht aus Kartoffeln abschließen.
❹ Die gut gewürzte Gemüsebrühe am Rand zugießen.
❺ Den feuerfesten Topf mit einem Deckel gut verschließen. Dann den Hammelfleischauflauf für etwa eine Stunde bei 180 Grad im Backofen durchbraten.

Süßkartoffel-Salat mit Räucherforelle

250 g Süßkartoffeln
500 ml Wasser
1 kleine rote Paprika
1 kleine Zwiebel (25 g)
1/2 EL Weinessig
1/4 TL Salz
je 1 Msp. Pfeffer, Zucker
1 EL Sojaöl
1/2 TL Wasser
2 geräucherte Forellenfilets

❶ Kartoffeln roh schälen und in etwa 2 1/2 cm große Würfel schneiden. Im Wasser 10 Minuten kochen, dann abkühlen lassen.
❷ Paprika und Zwiebel fein würfeln und zusammen mit den Kartoffeln in eine Salatschüssel geben.
❸ Aus den angegebenen Zutaten eine Salatmarinade zubereiten, über Paprika, Zwiebeln und Kartoffeln geben und vorsichtig durchmischen.
❹ Salat je Portion auf einem großen Teller anrichten und die Forellenfilets darauf dekorativ anrichten.

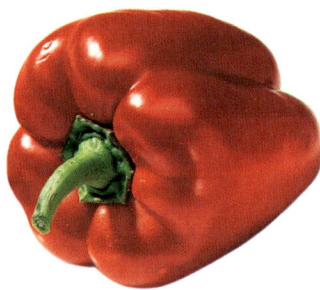

Ihr persönlicher Ernährungsplan

Sie können sich nun, wenn Sie Beschwerden haben, Ihre eigene kleine chinesische Diagnose stellen. Anschließend erfahren Sie, welche Nahrungsmittel zur Behandlung geeignet sind. Außerdem erhalten Sie Hinweise, welche TCM-Heilmethoden aus diesem Buch Sie ergänzend anwenden können. Wenn Sie gesund sind, können Sie sich einen ausgewogenen Ernährungsplan nach chinesischen Grundsätzen zusammenstellen.

Befragen Sie sich selbst

Es ist eigentlich ganz einfach: Sie befragen sich selbst – und zwar mit Hilfe der Tabelle in der vorderen Umschlagklappe. Gehen Sie zur linken Spalte »Beschwerden«. Wenn Sie eine der Fragen dort mit »ja« beantworten, gehen Sie bitte waagrecht nach rechts zur Spalte »Diagnose«. Jetzt wissen Sie, welches Disharmonie-Muster bei Ihnen vorliegt.
Wenden Sie sich nun weiter nach rechts zur dritten Spalte. Dort finden Sie Gruppen von Nahrungsmitteln und Heilverfahren, die Ihre Beschwerden heilen oder lindern beziehungsweise eine TCM-ärztliche Behandlung unterstützen können. Auf welcher Seite des Buches Sie »Ihre« speziellen Nahrungsmittel und die für Sie geeigneten Behandlungsverfahren nachlesen können, zeigt Ihnen die rechte Spalte der Tabelle. Bitte beachten Sie, daß in der Regel nicht nur eine Disharmonie vorliegt, sondern meist mehrere gleichzeitig. Wählen Sie dann die Heilmittel aus, die mehrmals genannt sind.

Planen Sie »Ihre« Ernährung

In den Tabellen auf den Seiten 151 bis 153 sind die Nahrungsmittel mit ihren Eigenschaften entsprechend der chinesischen Ernährungslehre alphabetisch aufgelistet. Sie finden dort Nahrungsmittel mit therapeutischer Wirkung, aber auch solche mit bestimmtem Temperaturverhalten oder mit einer bestimmten Geschmacksrichtung.

!

Außer bei leichten, vorübergehenden Symptomen sind all die Maßnahmen, die ich Ihnen empfehle, nur begleitend zu Ihrer ärztlichen Behandlung gedacht. Sprechen Sie im Zweifelsfall mit Ihrem TCM-Arzt darüber.

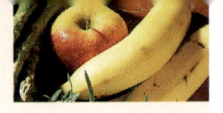

Wenn Sie gesund sind

Sie können sich nun aus den Tabellen Ihren eigenen Er-
nährungsplan zusammenstellen. In erster Linie sollten Sie
dabei Regel Nummer eins berücksichtigen: die Ausgewogenheit. Jedes Extrem in die eine oder andere Richtung bezüg-
lich des Geschmacks, des Temperaturverhaltens oder der
Behandlungswirkungen sollten Sie vermeiden.
Berücksichtigen Sie die Ausgewogenheit bei der einzelnen
Speise, der Mahlzeit und Ihrer Ernährung insgesamt. Wenn
Sie auch noch die anderen chinesischen Ernährungsregeln
(Seite 139 ff.) beachten und die jeweilige Jahreszeit mit
berücksichtigen (ab Seite 141), können Sie vorbeugend sehr
viel für Ihre Gesundheit und ein langes Leben tun.

Bei leichten Beschwerden

Wenn Sie in der Diagnose-Tabelle Gruppen von Nahrungsmitteln gefunden haben, die zu Ihren Beschwerden passen,
so können Sie nun die geeigneten Lebensmittel nachschla-
gen. Sie können diese dann bewußt Ihrer normalen Ernährung hinzufügen. – Selbstverständlich sollten Sie nicht
versuchen, sich über längere Zeit nahezu ausschließlich
davon zu ernähren.

**Sie werden im Laufe der
Zeit merken, daß Ihr Körper
ein besonderes Gespür für die
richtige und ausgewogene
Ernährung entwickelt.
Sie werden sich dann mehr
oder weniger automatisch
ausgewogen ernähren, ohne
noch bewußt darauf achten
zu müssen.**

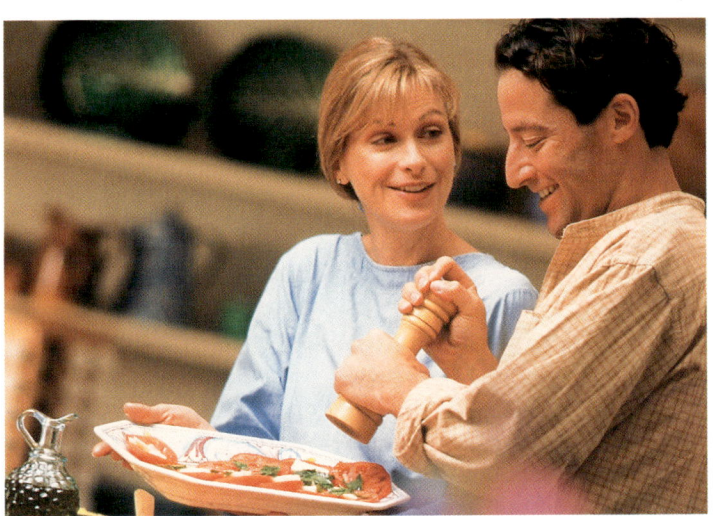

Frisch und ausgewogen: gesunde Nahrung, die schmeckt.

Nahrungsmittel mit besonderen Eigenschaften

Geschmack	Nahrungsmittel
bitter	● Kohlrabi, Kopfsalat, Roggen, Sellerie, Spargel, weißer Pfeffer, Weinessig
salzig	● Gerste, Hirse, Salz, Sardinen, Schweinefleisch
sauer	● Erdbeeren, Forellen, Käse, Mandarinen, Oliven, Pfirsiche, Pflaumen, Safran, Tomaten, Trauben, Weinessig
scharf	● Basilikum, Brunnenkresse, Cayenne-Pfeffer, frischer Ingwer, getrockneter Ingwer, Knoblauch, Kohlrabi, Lauch, Lorbeerblätter, Majoran, Pfefferminz, Rettich, Rosmarin, schwarzer Pfeffer, Sojaöl, weißer Pfeffer, Weizenkeime, Zwiebeln
süß	● Ananas, Äpfel, Auberginen, Rote Bete, Birnen, brauner Zucker, Brunnenkresse, Buchweizen, Butter, Entenfleisch, Erbsen, Erdbeeren, Erdnüsse, Feigen, Gänsefleisch, Gerste, grüne Bohnen, Gurken, Hammelfleisch, Heringe, Himbeeren, Hirse, Honig, Hühnerfleisch/-eier, Käse, Kartoffeln, Kastanien, Kidney-Bohnen, Kirschen, Kohl, Kohlrabi, Kokosnußfleisch/-milch, Kopfsalat, Lammfleisch, süßer Mais, Makrelen, Mandarinen, Mandeln, Mangold, Milch, Möhren, Oliven, Pfirsiche, Pflaumen, Reis, Rettich, Rinderleber, Rindfleisch, Sardinen, schwarzer Sesam, schwarze Sojabohnen, Schweinefleisch, Sellerie, Sesamöl, Shrimps, Sojabohnen/-öl, Spargel, Störe, Thunfische, Tofu, Tomaten, Trauben, Walnüsse, Wassermelonen, Weizen, Zucker

Temperaturver-halten	Nahrungsmittel
heiß	● Cayenne-Pfeffer, Forellen, getrockneter Ingwer, schwarzer Pfeffer, Sojaöl
kalt	● Bananen, brauner Zucker, Salz, Spargel, Tomaten, Melonen, weißer Pfeffer
kühl	● Äpfel, Auberginen, Birnen, Brunnenkresse, Buchweizen, Gerste, Gurken, Hirse, Kopfsalat, Majoran, Mandarinen, Mangold, Pfefferminze, Rettich, Sellerie, Sesamöl, Sojabohnen, Spinat, Tofu, Weizen
warm	● Basilikum, Butter, Erdbeeren, Hammel-/Hühnerfleisch, frischer Ingwer, Kastanien, Kirschen, Knoblauch, Kokosnußmilch, Lauch, Lorbeerblätter, Pfirsiche, Rosmarin, Shrimps, Süßkartoffeln, Walnüsse, Weinessig, Zwiebeln

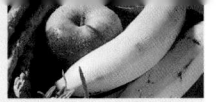

Therapeutische Wirkung	Nahrungsmittel
beseitigen Blut-Xue-Stauung	● Auberginen, Basilikum, brauner Zucker, Butter, Erdbeeren, Hammelfleisch, Hühnerfleisch, frischer Ingwer, getrockneter Ingwer, Kastanien, Kirschen, Knoblauch, Kohlrabi, Kokosnußmilch, Lauch, Lorbeerblätter, Majoran, Mangold, Pfefferminze, Pfirsiche, Rosmarin, Safran, Sardinen, schwarze Sojabohnen, Shrimps, Sojaöl, Störe, Süßkartoffeln, Walnüsse, Weinessig, Weizenkeime, Zwiebeln
befeuchten den Darm	● Bananen, Käse, Milch, Pfirsiche, Sojaöl, Walnüsse
lindern Durchfall	● Ananas, Gänsefleisch, Reis
beruhigen den Geist-Shen	● Rosmarin, Weizen
erzeugen die Körperflüssigkeiten-Jinye	● Äpfel, Birnen, Milch, Oliven, Pfirsiche, Pflaumen, Süßkartoffeln, Tofu, Tomaten, weißer Zucker
entspannen und beruhigen die Leber-Gan	● brauner Zucker, Sellerie
kräftigen den Mittleren Erwärmer	● brauner Zucker, Cayenne-Pfeffer, Hammelfleisch, Heringe, Honig, Hühnerfleisch, getrockneter Ingwer, Reis, Rettich, Sardinen, Sojabohnen, Süßkartoffeln
regulieren den Fluß des Qi, lösen Stauungen auf	● Basilikum, Brunnenkresse, Buchweizen, Cayenne-Pfeffer, Forellen, Hammelfleisch, Hühnerfleisch, frischer oder getrockneter Ingwer, Kastanien, Kirschen, Kohlrabi, Kokosnußmilch, Lauch, Lorbeerblätter, Majoran, Makrelen, Mandarinen, Pfefferminze, Pfirsiche, Reis, Rettich, Rosmarin, Safran, Sardinen, Sojaöl, Störe, Süßkartoffeln, Thunfische, Walnüsse, Weinessig, Weizenkeime, Zwiebeln

stärken Qi und Blut-Xue	● Ananas, Äpfel, Auberginen, Bananen, rote Bete, Birnen, brauner Zucker, Butter, Entenfleisch, Erbsen, Erdbeeren, Erdnüsse, Feigen, Gänsefleisch, Gerste, grüne Bohnen, Gurken, Hammelfleisch, Heringe, Himbeeren, Hirse, Honig, Hühnerfleisch, Hühnereier, Käse, Kartoffeln, Kastanien, Kirschen, Knoblauch, Kohl, Kohlrabi, Kokosnußfleisch, Kokosnußmilch, Kopfsalat, Lammfleisch, süßer Mais, Makrelen, Mandarinen, Mandeln, Mangold, Milch, nierenförmige Bohnen, Oliven, Pfirsiche, Pflaumen, Reis, Rinderleber, Rindfleisch, Safran, Sardinen, schwarzer Sesam, schwarze Sojabohnen, Schweinefleisch, Sellerie, Sesamöl, Shrimps, Sojabohnen, Sojaöl, Spargel, Spinat, Störe, Süßkartoffeln, Thunfische, Tofu, Tomaten, Trauben, Walnüsse, Wassermelonen, Weinessig, Weizen, weißer Zucker, Zwiebeln
wirken schweißtreibend	● frischer Ingwer, Kohlrabi, Majoran, Rosmarin, Sellerie, Spargel, Weinessig, weißer Pfeffer, Zwiebeln
befeuchten Trockenheit	● Birnen, Entenfleisch, Gerste, Heringe, Hirse, Honig, Hühnereier, Kokosnußmilch, Salz, schwarzer Sesam, Schweinefleisch, Sesamöl, Spinat, Tofu
beruhigen das Yang	● Äpfel, Birnen, Brunnenkresse, Gerste, Gurken, Hirse, Kopfsalat, Mandarinen, Mangold, Pfefferminze, Rettich, Sellerie, Sesamöl, Sojabohnen, Spinat, Tofu, weißer Pfeffer, Weizen
regen das Yang an	● Basilikum, brauner Zucker, Butter, Cayenne-Pfeffer, Erdbeeren, Forellen, Hammelfleisch, Himbeeren, Hühnerfleisch, frischer oder getrockneter Ingwer, Kastanien, Kirschen, Knoblauch, Kohlrabi, Kokosnußmilch, Lauch, Lorbeerblätter, Majoran, Pfirsiche, Rosmarin, Shrimps, Sojaöl, Süßkartoffeln, Weinessig, Zwiebeln
beruhigen das Yin	● Basilikum, brauner Zucker, Butter, Cayenne-Pfeffer, Forellen, Hammelfleisch, frischer oder getrockneter Ingwer, Kastanien, Kirschen, Knoblauch, Kohlrabi, Kokosnußmilch, Lauch, Lorbeerblätter, Rosmarin, Sojaöl, Walnüsse, Weinessig, Zwiebeln
regen das Yin an	● Bananen, rote Bete, Entenfleisch, Gerste, grüne Bohnen, Hirse, Hühnereier, Käse, nierenförmige Bohnen, Rindfleisch, Salz, Sardinen, Schweinefleisch, Tomaten, Wassermelonen, weißer Pfeffer, Weizenkeime

Bücher, die weiterhelfen

Dahlke, Rüdiger, Krankheit als Sprache der Seele; Bertelsmann Verlag, München

Dethlefsen, Thorwald, Krankheit als Weg; Bertelsmann Verlag, München

Flaws, Bob, Wolfe, Honora Lee, Das Yin und Yang der Ernährung; O. W. Barth-Verlag, München

Früchtel, Ingrid, Vollwertkost auch für Einsteiger; Gräfe und Unzer Verlag, München

Jinxue, Li, Yuanping, Wie, Quintessenz der Tuina-Behandlung; Verlag für Traditionelle Chinesische Medizin Dr. Erich Wühr, Kötzting

Kaptchuk, Ted J., Das große Buch der Chinesischen Medizin; Heyne Verlag, München

Oberlack, Helmut, Tai Ji Quan; Gräfe und Unzer Verlag, München

Olvedi, Ulli, Das Stille Qigong; O. W. Barth-Verlag, München

Palos, Stephan Prof., Chinesische Heilkunst; Econ Verlag, Düsseldorf

Reid, Daniel, Das chinesische Gesundheitsbuch; O.W. Barth-Verlag, München

Schwarze, Micheline, Qigong. Gesund durch sanfte Bewegung; Gräfe und Unzer Verlag, München

Temeli, Barbara, Ernährung nach den Fünf Elementen; Joy-Verlag, Sulzberg

Temeli, Barbara, Das Fünf Elemente Kochbuch; Joy-Verlag, Sulzberg

Temeli, Barbara, Die Fünf Elemente-Ernährung für Mutter und Kind; Joy-Verlag, Sulzberg

Thai, Kim Lan, Chinesisch kochen; Gräfe und Unzer Verlag, München

Wagner, Franz Dr., Akupressur. Energiefluß anregen und harmonisieren; Gräfe und Unzer Verlag, München

Wagner, Franz Dr., Reflexzonen-Massage; Gräfe und Unzer Verlag, München

Zihua, Liu, Franz, Uli, Die echte chinesische Küche; Gräfe und Unzer Verlag, München

Zöller, Josephine, Das Tao der Selbstheilung; O. W. Barth-Verlag, München

Für Ärzte:

Maciocia, Giovanni, Die Grundlagen der Chinesischen Medizin; Verlag für Traditionelle Chinesische Medizin Dr. Erich Wühr, Kötzting

Adressen, die weiter-helfen

Spezialklinik Höhenkirchen für
Naturheilverfahren
Bahnhofstr. 16
85635 Höhenkirchen

Erste Deutsche Klinik für Traditionelle Chinesische Medizin
Ludwigstr. 2
93444 Kötzting

Privatklinik für Traditionelle Chinesische Medizin und Naturheilverfahren St. Elisabeth
Landhausstr. 34
72250 Freudenstadt

Verlag für Traditionelle Chinesische Medizin Dr. Erich Wühr
Müllerstr. 7
93444 Kötzting

Gesellschaften und Berufs-verbände

Adressen von Ärzten und Therapeuten für Chinesische Medizin
verschickt:
Arbeitsgemeinschaft für klassi-
sche Akupunktur und Traditionelle Chinesische Medizin e.V.
Badallee 2
25832 Tönning

Deutsche Ärztegesellschaft für
Akupunktur e.V.
Raglovichstr. 14
80637 München

Internationale Gesellschaft für
Chinesische Medizin
Leopoldstr. 17
80802 München

Österreichische Gesellschaft für
Akupunktur und Auriculo-
therapie
Hugelgasse 1-3
A-1150 Wien

Schweizerische Ärztegesellschaft
für Aurikulomedizin und Akupunktur
Postfach 176
CH-8575 Bürglen

Qigong-Kurse und -Seminare

Adressen von Schulen in
Deutschland verschickt:
Medizinische Gesellschaft für
Qigong Yangsheng e.V.
Herwarthstr. 21
53115 Bonn

Qigong-Meister und chinesischer
Arzt Qingshan Liu
Postfach 810541
81905 München

Qigong-Institut Li
Meister Zhi-Chang Li
Görzer Str. 181
81549 München

Moxa-Zigarren erhalten Sie bei:

Akupunkturbedarf Karl Blum
Schilfweg 8-10
82194 Gröbenzell

asia-med GmbH
Brunnenstr. 11
61194 Niddatal

Sachregister

Unser Gesundheits- Programm

Um dauerhaft gesund zu bleiben, vertrauen viele Menschen heute wieder auf die eigenen Kräfte und gehen bewußter mit Körper und Seele um. Die **Ratgeber Gesundheit** von Gräfe und Unzer bieten Expertenrat zu aktuellen Gesundheitsthemen und eine Fülle von praktischen Übungsprogrammen. Sie zeigen, wie man die eigenen Kräfte mobilisieren und das Wohlbefinden steigern und erhalten kann.

Intensiv und umfassend informieren die **Großen GU Ratgeber** über wichtige Themen wie „Homöopathie", „Fasten", „Ätherische Öle" und „Heilpflanzen".

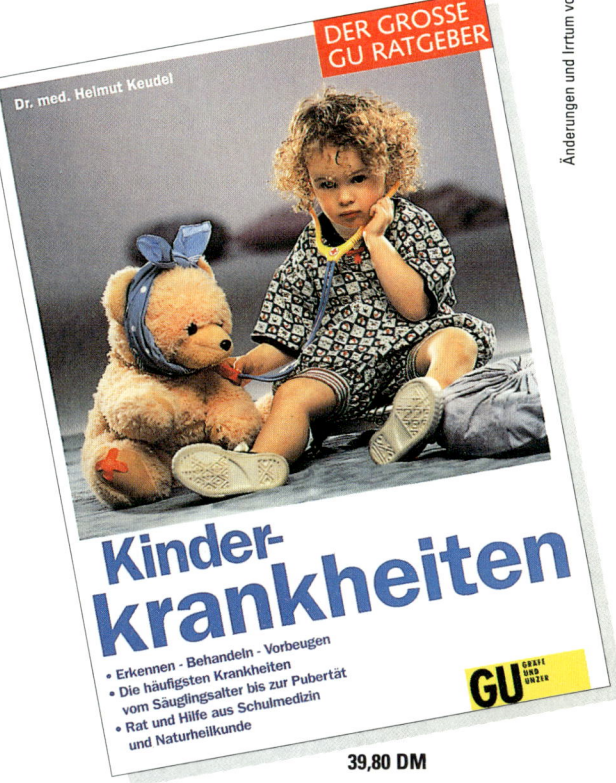

DER GROSSE GU RATGEBER

Dr. med. Helmut Keudel

Kinder- krankheiten

• Erkennen · Behandeln · Vorbeugen
• Die häufigsten Krankheiten vom Säuglingsalter bis zur Pubertät
• Rat und Hilfe aus Schulmedizin und Naturheilkunde

39,80 DM

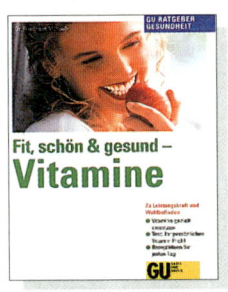

Fit, schön & gesund – **Vitamine**

19,80 DM

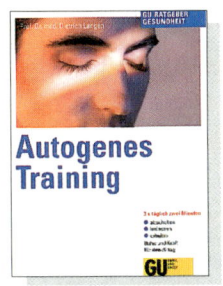

Autogenes Training

19,80 DM

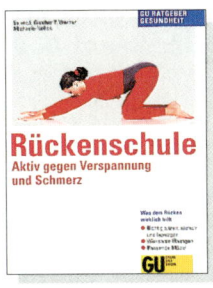

Rückenschule Aktiv gegen Verspannung und Schmerz

19,80 DM

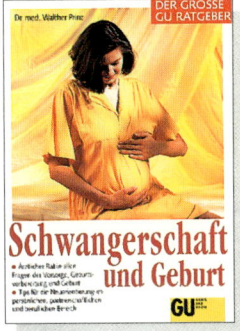

Dr. med. Walther Prinz

Schwangerschaft und Geburt

39,80 DM

Mehr draus machen Mit Gräfe und Unzer

GU GRÄFE UND UNZER

Impressum

Redaktion
Reinhard Brendli M.A.
Textlektorat
Sylvia Nikolov-Wagener
Gesamtgestaltung und Satz
Vision Creativ, München
Herstellung
Monika Pamp
Repro
Penta, München
Druck und Bindung
Kaufmann, Lahr

Fotos und Illustrationen
Bavaria Bildagentur: S. 12, 38 (Pierre Tremblay), 42, 115
Franz Faltermaier: S. 29
Sammy Hart: Umschlag (vorne)
Manfred Jahreis: S. 2 (oben), 3 (links), 7, 15, 18, 23, 25, 56, 72, 78, 80, Umschlagklappe hinten (oben)
Susanne Kracke: Umschlagklappe vorne (oben, unten), S. 3 (rechts), 85 – 89, 91 – 94, 98 – 101, 113, 116, 123 – 135, Innenklappe hinten
Mauritius: S. 63 (Frauke)
Sigrid Reinichs: S. 45
Martin Scharf: S. 51

Reiner Schmitz (Fotograf), Jeanette Heerwagen (Styling): Umschlagklappe vorne (Mitte), Innenklappe vorne, S. 2 (unten), 4, 9, 39, 61, 67, 75, 81, 83, 103, 108, 137, 143, 144, 145, 148, Umschlagklappe hinten (unten), Umschlag (hinten)
Christophe Schneider: S. 117
Christof Stieger: S. 107
Tausendblauwerk (Michael Berwanger): S. 26, 52
Fotostudio Teubner: S. 146
Tony Stone Bilderwelten: S. 150
Ernst Wrba: S. 34

Wir danken:
Der »Ersten Deutschen Klinik für Traditionelle Chinesische Medizin« in Kötzting für kostenlose Leihgaben zum Styling der Fotos und für die Genehmigung zum Fotografieren in der Klinik, sowie allen Mitarbeiterinnen und Mitarbeitern, die sich für die Fotoaufnahmen zur Verfügung gestellt haben.

Umwelthinweis
Dieses Buch wurde auf chlorfrei gebleichtem Papier gedruckt. Um Rohstoffe zu sparen, haben wir auf Folienverpackung verzichtet.

ISBN 3-7742-2943-0

Auflage	5.	4.	3.	2.	1.
Jahr	2000	99	98	97	96